浮针普及教程

FSN Popularization Course

符仲华　赵奇林　著

人民卫生出版社
·北　京·

图书在版编目（CIP）数据

浮针普及教程 / 符仲华，赵奇林著． -- 北京 ：人民卫生出版社，2025．11． -- ISBN 978-7-117-38887-0

Ⅰ．R245．3

中国国家版本馆 CIP 数据核字第 2025M6E678 号

人卫智网	**www.ipmph.com**	**医学教育、学术、考试、健康，购书智慧智能综合服务平台**
人卫官网	**www.pmph.com**	**人卫官方资讯发布平台**

浮针普及教程

Fuzhen Puji Jiaocheng

著　　者：符仲华　赵奇林
出版发行：人民卫生出版社（中继线 010-59780011）
地　　址：北京市朝阳区潘家园南里 19 号
邮　　编：100021
E - mail：pmph @ pmph.com
购书热线：010-59787592　010-59787584　010-65264830
印　　刷：北京瑞禾彩色印刷有限公司
经　　销：新华书店
开　　本：710 × 1000　1/16　　**印张：**12
字　　数：173 千字
版　　次：2025 年 11 月第 1 版
印　　次：2025 年 11 月第 1 次印刷
标准书号：ISBN 978-7-117-38887-0
定　　价：98.00 元
打击盗版举报电话：010-59787491　E-mail：WQ @ pmph.com
质量问题联系电话：010-59787234　E-mail：zhiliang @ pmph.com
数字融合服务电话：4001118166　E-mail：zengzhi @ pmph.com

著者简介

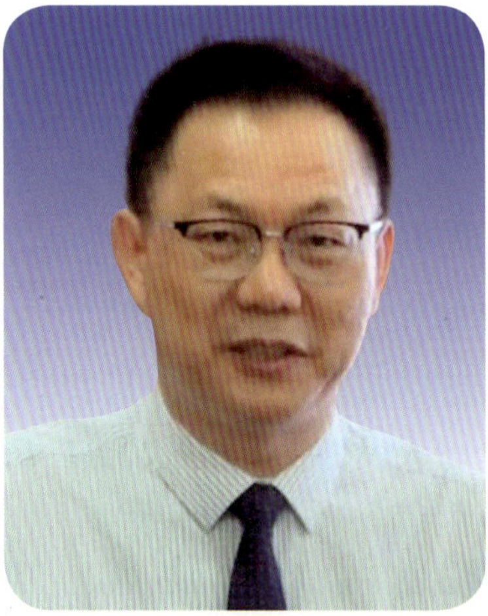

符仲华

浮针发明人
气血新论创立人
肌肉科首倡人
南京大学博士
中国人民解放军原南京军区总医院博士后
北京中医药大学浮针研究所所长
广州中医药大学博士研究生导师
中国针灸学会浮针专业委员会主任委员
世界中医药学会联合会浮针专业委员会会长

主要研究领域：

传统针灸的现代转型，肌肉相关病痛的诊断与治疗

代表作：

《浮针疗法》（人民军医出版社，2000 年版）

《浮针疗法速治软组织伤痛》（人民军医出版社，2003 年版）

《浮针疗法治疗疼痛手册》（人民卫生出版社，2011 年版）

《浮针医学纲要》（人民卫生出版社，2016 年版）

Under the Skin：A Manual of Fu's Subcutaneous Needling（FSN）Acupuncture（人民卫生出版社，2020 年版）

《气血新论：基于浮针医学的中西汇通》（人民卫生出版社，2021 年版，与甘秀伦合著）

《气血操的理论和实践》（中国中医药出版社，2022 年版，与王文涛合著）

《肌肉学概要：基于浮针诊疗实践的探索》（人民卫生出版社，2023 年版）

《浮针疗法治疗疼痛手册》（第 2 版，人民卫生出版社，2024 年版）

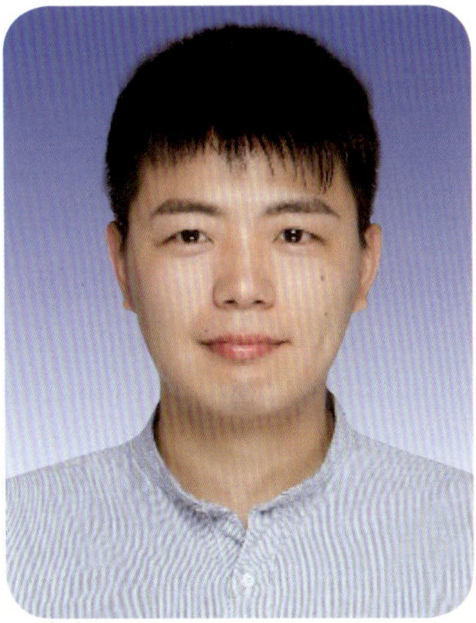

赵奇林

中国农工民主党党员，江西中医药大学讲师，江西中医药大学附属医院副主任医师。江西中医药大学附属医院肌肉科负责人，江西省针灸学会肌肉学专业委员会主任委员。《浮针疗法治疗疼痛手册》(第2版)编委。2024年中国(江西)援外医疗队优秀队员。现就职于江西中医药大学附属医院针灸二科，从事浮针临床、科研及教学工作。

前言

自 1996 年 6 月发明，浮针从无到有，逐渐成长，到现在已经有 29 个年头了。从小小《浮针疗法》出发，我们已经有了《浮针医学纲要》，有了《气血新论：基于浮针医学的中西汇通》，有了《气血操理论和实践》，有了《肌肉学概要：基于浮针诊疗实践的探索》，这些书籍承载了浮针疗法发展的点点滴滴，记载了浮针疗法发展的脉络。从发明人一个人使用的小众疗法，到现在每天有过万医学同行使用。

在我和广大浮针人近三十年的持续努力中，浮针不断发展。通过浮针我也结交了很多朋友，自己的医学认知水平也有大幅提升。浮针，在不了解的人眼中，很神奇，比传统针灸更安全，治疗时经常比麻醉药反馈速度还快，其理论也很落地，符合现代基础医学理论，可不断证实证伪。按理，浮针应该发展很快啊，为何迄今为止，浮针使用者仅仅一万多人？

关于这个问题，我这个发明人也常常百思不得其解。这段时间，常常思考这个问题，也与几个老浮针人交流，大家得出的一致结论是：学好浮针不容易。

浮针操作方法简约，靶组织也简约，理论也很简约，但简约不等于简单。因为人体复杂，肌肉复杂，触摸患肌需要技巧，浮针思维的理解运用不容易，所以用好浮针不容易，常常需要学习几年后才可得心应手。类似下棋，下棋规则不复杂，一般人半个小时就能掌握，但要下好棋，非常非常难，这几乎是每一个人都有的体会。

既然成为一流高手这么难，那么我们可以退而求其次，暂时不要对自己要求那么高，我们完全可以先让自己付出较少的时间获得一般的下棋水平，先享受下棋带来的快乐。过了一段时间，感觉下棋很有趣，很有成就感后，就会继续学习，努力让自己成为高手。

学浮针也一样，我们也可以先从简单的、相对机械的方法学起，由于浮针具有安全性和高效性，即使用初级的机械的方法，也能取得较好的效果。

其实，把复杂的灵活的技能简化为相对机械的、简约的技能，这个工作我们的祖先已经做过。《内经》时期，针灸师看病经常需要找“节”“会”“谷”等等手下感觉（见《气血新论：基于浮针医学的中西汇通》），然后用《官针》篇中的二十六种刺法去解决问题。这个相当不容易，需要针灸师“治神”（让患者放松，医患双方治病的意志合二为一，产生心有灵犀的同频共振效应），需要耐心且有变通的能力，很不容易。为了普及针灸，也为了尽可能符合儒家要求——“男女授受不亲”，后来的针灸先辈们就偏重按图索骥，按照“经脉所过，主治所及”的理论认为经脉循行路径所经过的部位（包括深层的脏腑和浅层的软组织），以及该经脉连接的相关区域，都是这条经脉的主治范围。只要病症与经脉位置关联，就在这个经脉的穴位上施针。再根据“离穴不离经”的实践经验，只要进针不离开所属经络的循行路线，也可以达到一定的效果。因此，从《针灸甲乙经》，一直到现行的中医药院校针灸学教材，实际上都是用“按图索骥”的思路，都是用普及针灸的思路。

浮针理论和临床实践发展到今天，为了推广，也需要借鉴我们针灸先辈们的传统智慧，走普及路线，走按图索骥路线。因此，我们觉得应该写本新书，用于浮针疗法的普及学习，让大家先体会到浮针的特色和疗效，在兴趣的激发下，再进一步深入学习研究。先普及，再提高。

从2000年的《浮针疗法》（人民军医出版社）、2003年的《浮针疗法速治软组织伤痛》（人民军医出版社）、2011年的《浮针疗法治疗疼痛手册》（第1版，人民卫生出版社）、2016年的《浮针医学纲要》（人民卫生出版社），到2021年的《气血新论：基于浮针医学的中西汇通》（人民卫生出版社）、2023年的《肌肉学概要：基于浮针诊疗实践的探索》（人民卫生出版社），这些浮针专著的写作，把浮针相关的临床和理论一步一步深入化、学术化和系统化。这些工作非常重要，是浮针发展的必由之路，也是我们能够坦然面对中医同行、西医同行的信心所在，甚至也是我们坦然面对后辈们的底气。

但是这些浮针专著大多内容较为精深前卫，是当前阶段我们的浮针思路的凝华，是想一鼓作气把读者培养成浮针专家愿望的表现。这个愿望是美好的，然而现实是残酷的，饭要一口一口吃，路要一步一步走，对于许多希望能够在较短时间体验并重复浮针效应的医学同行来说，不是很容易。因为理解运用不容易，大多粗浅尝试者，刚开始进针不熟练造成患者刺痛，加之部分即时效果不理想，于是就有可能放弃浮针，甚至否定浮针，以为浮针从业者在夸大效果，这个对浮针的伤害不小。因此，我们需要调整教学方式，改变教学方法，从机械的操作讲起，请大家按图索骥，看到一定效果后，引起兴趣，激发大家进一步深入了解浮针，于是这本书便应运而生。

本书命名为《浮针普及教程》，顾名思义，给大家介绍简化的、机械的浮针使用方法。学了本教程，就可以解决一些常见病痛，如同《隋唐演义》中的程咬金一样，武艺并不出众，但他的三板斧已经可以解决相当多的敌人。

关于三板斧，《隋唐演义》如此说：程咬金想学武艺，天分不很高，也不勤奋，总学不会。后来，睡梦中一位奇人教了程咬金一套精妙斧法。程咬金大喜，赶紧起床演练刚刚梦中学到的斧法，正练得起劲，一朋友来探望，不知道他在干啥，一声叫喊，梦里的其他斧法都忘掉了，只记得“劈脑袋”“鬼剔牙”“掏耳朵”这三招。在唐朝开国大将中，程咬金武功一般，但靠着这三板斧也能建功立业，成为开国名将。

本书原本准备使用三板斧这个典故，书名就叫《浮针三板斧》，告诉大家初学者从简单方法入手，也可以建功立业。现在书名叫作《浮针普及教程》，更加清晰明了，相信大家看到这个书名就知道本书的定位了，但欲成为明明白白的浮针专家，还需要进一步深入研究。

谢谢派福四季工程公益项目的讲师们，是因为他们的一线教学实践需求才有了这本书。

谢谢帮忙修改文稿的秦龙（四川省遂宁市第六人民医院）、王文涛

(南京浮针医学研究所)。因为他们的帮助,我和赵奇林才完成了这本小书。

希望这本书能给大家带来良好的阅读体验,也希望读者诸君能够指出书中的错漏,并反馈到我的信箱:139004426@qq.com。谢谢。

符仲华

2025年10月于北京中医药大学浮针研究所

目录

第一章 浮针疗法起源与简介

第一节 渊源、演进及特点

受到《灵枢·官针》中的“直针刺”和现代针灸“腕踝针”等针刺方法的启发，也因为对“得气”现象的反思[1]，1996 年 6 月，笔者在治疗一例网球肘时，百般无奈，侥幸尝试浮针，大获成功。这种针法和以往的针法不同，其中最显著的一个特点是：针体仅仅局限在皮下层，不达肌层（图 1-1-1）。整个针体像浮在肌肉上一样，因此，命名为浮针疗法。命名浮针还有一个原因，发明人姓符，与“浮”同音——“Fu”。

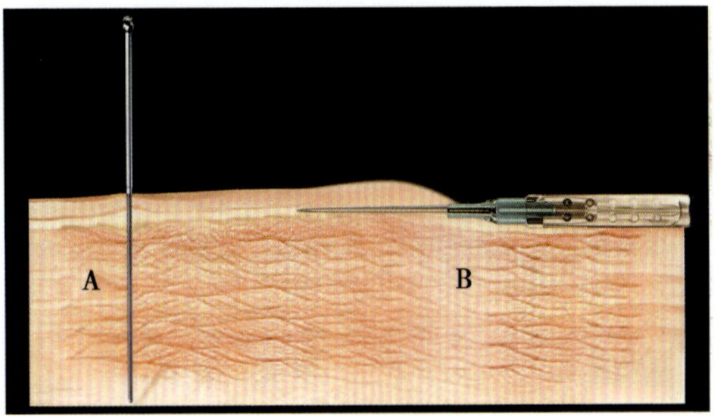

图 1-1-1 多层次传统针刺与单层次浮针比较

[1] 符仲华．浮针医学纲要［M］．北京：人民卫生出版社，2016：6-7.

浮针疗法(Fu's Subcutaneous Needling,FSN)是一种非药物治疗方法,是在皮下用一次性使用浮针(FSN needle)等针具,大面积扫散(swaying movement),以舒筋活血,改善局部组织缺少动脉血的状态(不荣状态),从而达到不药而愈的目的,主要用于治疗筋脉不舒、血滞不通、局部组织不荣所导致的颈肩腰腿疼痛和一些内科、妇科杂病。操作时,通常还需配合再灌注活动(reperfusion approach,RA)。

在2005年前,浮针疗法没有正式的英文名称,一些中文论文在翻译时,把浮针称为Fu's Acupuncture[1]、Floating Needling[2-3]、Fu Needling[4]。从2005年起,作为发明人的我,自己写英文论文,把浮针疗法的英文名称正式确定为:Fu's Subcutaneous Needling(FSN)[5、6、7]。相对于其他译名,FSN更直观更确切。相应地,浮针针具也就翻译为FSN needle。

浮针疗法创立后,没有停下前进的脚步,而是不断完善发展。

一、针具的发展

最初我们运用浮针疗法时,针具使用的是传统针灸的毫针,不过没多久,就发现必须改进,因为:

1. 在病变部位大或深时,用毫针作为工具的浮针疗法力有不及、效果不佳。

2. 由金属制成的毫针留置于体内常常会造成疼痛,或刺伤组织,不便于长时间留置。

---

[1] FU Z H. About Fu's acupuncture [J]. International journal of clinical acupuncture, 1999(1): 5-7.

[2] HUANG Y, FU Z H, XIA D B, et al. Introduction to floating acupuncture: clinical study on the treatment of lateral epicondylitis [J]. American journal of acupuncture, 1998, 26(1): 27-31.

[3] FU Z H, HUANG Y. Floating Needling [J]. International journal of clinical acupuncture, 1999(10): 51-52.

[4] XIA D B, HUANG Y. Combination of Fu Needling with electric acupuncture for tennis elbow [J]. Di Yi Jun Yi Da Xue Xue Bao, 2004, 24(11): 1328-1329.

[5] FU Z H, XU J G. A brief introduction to Fu's subcutaneous needling [J]. The pain clinic, 2005, 17(3): 343-348.

[6] FU Z H, CHEN X Y, LU L J, et al. Immediate effect of Fu's Subcutaneous Needling for low back pain [J]. Chinese medical journal, 2006, 119(11): 953-956.

[7] FU Z H, WANG J H, SUN J H, et al. Fu's Subcutaneous Needling: possible clinical evidence of the subcutaneous connective tissue in acupuncture [J]. Journal of alternative and complementary medicine, 2007, 13(1): 47-52.

3. 毫针细小、弹性大，不适合做大幅度的皮下扫散手法，而扫散是浮针疗法重要的操作手段。

因此，我们克服重重困难，于 1997 年 12 月发明了浮针专用针具（简称浮针），也就是现在的特制套管针。2002 年 8 月 7 日获国家发明专利（图 1-1-2）。

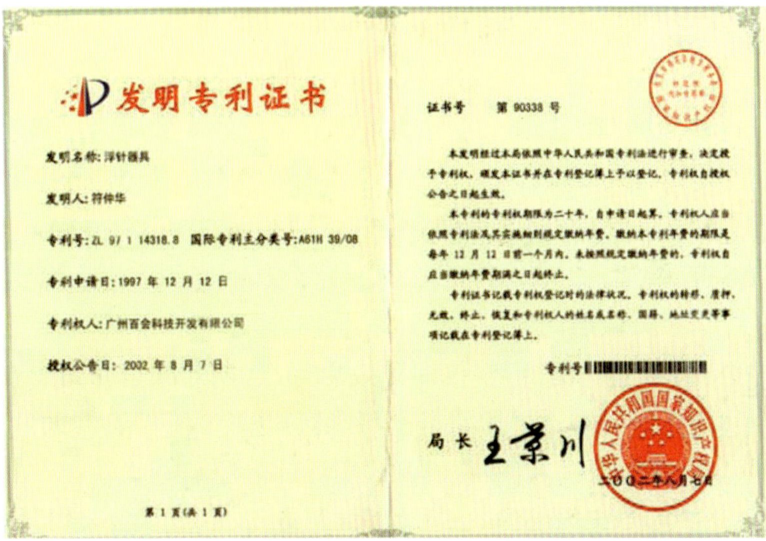

发明专利证书

发明名称：浮针器具

发明人：符仲华

专利号：ZL 97 1 14318.8　国际专利主分类号：A61H 39/08

专利申请日：1997 年 12 月 12 日

专利权人：广州百会科技开发有限公司

授权公告日：2002 年 8 月 7 日

第 1 页（共 1 页）

证书号　第 90338 号

本发明经过本局依照中华人民共和国专利法进行审查，决定授予专利权，颁发本证书并在专利登记簿上予以登记。专利权自授权公告之日起生效。

本专利的专利权期限为二十年，自申请日起算。专利权人应当依照专利法及其实施细则规定缴纳年费。缴纳本专利年费的期限是每年 12 月 12 日前一个月内。未按照规定缴纳年费的，专利权自应当缴纳年费期满之日起终止。

专利证书记载专利权登记时的法律状况。专利权的转移、质押、无效、终止、恢复和专利权人的姓名或名称、国籍、地址变更等事项记载在专利登记簿上。

专利号

局长　王景川

二〇〇二年八月七日

图 1-1-2　浮针的第一个国家发明专利证书

即使发明了套管浮针，在实践中我们仍不断完善改进浮针针具，直到 2016 年 3 月，第五代浮针问世，浮针针具基本定型（图 1-1-3）。

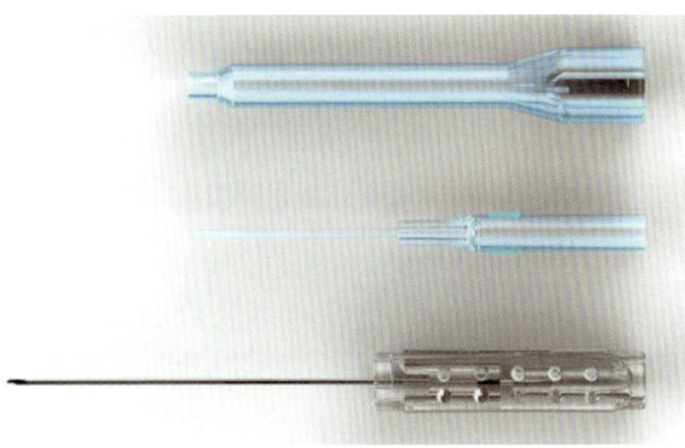

图 1-1-3　浮针针具构成

二、适应证的拓展

在 1996 年 6 月采用浮针疗法治疗一例网球肘患者大获成功后，当时对于运用皮下组织治疗疾病的信心不足，完全没有想到对颈腰部病痛、内科病痛可能会有作用，我们就在实践过程中一步一步地探寻完善适应证。

第一阶段：治疗四肢部的软组织伤痛。

涉及的病种主要有：网球肘、高尔夫球肘、桡骨茎突狭窄性腱鞘炎等等。这些病痛范围局限，运用浮针疗法治疗的次数少，效果较好，至少感觉比传统针灸要好。

第二阶段：治疗颈肩腰背痛。

1998 年，笔者一位战友的公公因颈椎病从河南到广州来治疗，先门诊，后住院半月，依旧罔效，故战友请笔者碰碰运气。不料，效果之好大大出乎意料，这个病例，不仅仅即刻效果好，远期效果也好得出奇。正是这个病例让我们知道浮针完全有可能对这些“大病”有帮助。此后，对于颈腰部的病痛我们就顺理成章地用浮针治疗了。

第三阶段：治疗内脏痛。

1998 年前，因为针刺部位浅，我们当时以为浮针疗法主要适用于软组织伤痛等病变部位表浅的病症，对于内脏病变引起的疼痛一直未使用浮针疗法治疗。直到来自四川泸州的老针灸专家胡界西先生来信，说他看到浮针的报道后，尝试治疗一例“阑尾炎”，也痊愈了。差不多同时期，刘宝华等同志[1]在杂志上发表文章，说他们用浮针疗法成功地治疗了胃脘痛。知道这些信息后，我们才开始应用浮针治疗内科疼痛性疾病。

第四阶段：治疗头面部疼痛和非疼痛性疾病。

内脏疼痛性疾病成为适应证后，我们发现头面部的颞颌关节痛、慢性紧张性头痛等，浮针疗法也有迅捷的疗效。后来，我们渐渐地发现浮针疗法也能用于治疗慢性咳嗽、急性哮喘发作、局限性麻木、喑哑等非疼痛性病症。

---

1 刘宝华，朱绪文 . 浅析浮针疗法［J］. 针灸临床杂志，1998，14（2）：29-30.

第五阶段：对适应证的总结。

无论如何，浮针都没有用药，本质上来说就是一种物理刺激。物理刺激主要通过可兴奋细胞影响人体，比如肌肉细胞和神经细胞。很明显，浮针不可能通过兴奋神经细胞发挥作用，因为临床上对于神经细胞已经真正死亡或不规则放电的病症（例如，完全性截瘫、脊髓灰质炎、帕金森病、肌萎缩侧索硬化等等），浮针都没有明显效果。那么只有通过肌细胞这个途径了。这种逻辑推理也很符合临床现象，浮针真正有效的病症都与肌组织有关，虽然，传统教材都不认为这些病症是肌肉相关病痛，例如，失眠、抑郁、乳腺增生、富贵包等等。于是，这些年我们得出一个结论：浮针治疗的都是肌肉相关病痛[1]，当然，这里的肌组织包含骨骼肌、平滑肌和心肌（图 1-1-4）。

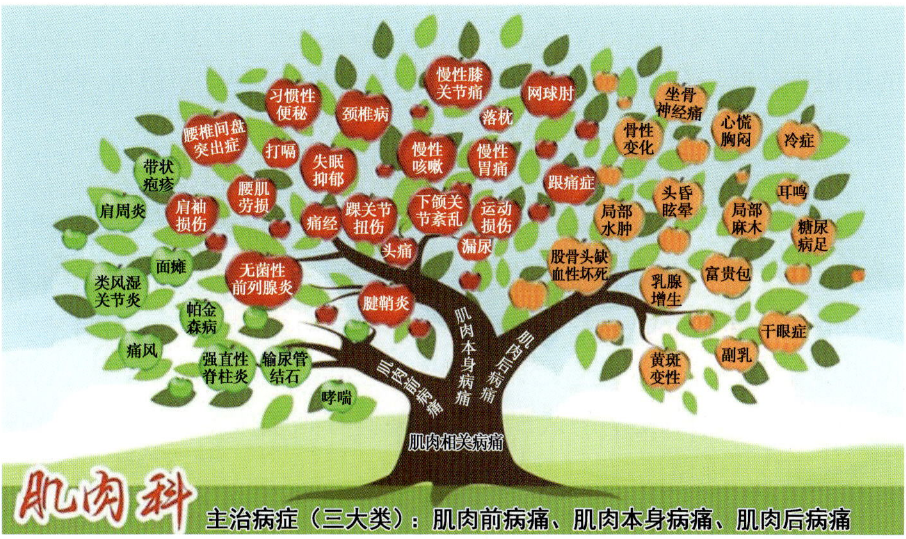

图 1-1-4　分三大类的肌肉相关病痛

三、操作方法的演进

（一）针刺部位的演进

第一阶段：进针点选择在痛点周围。

---

[1] 符仲华．浮针疗法治疗疼痛手册［M］．2 版．北京：人民卫生出版社，2024：87.

2006年前，浮针进针点深受传统针灸理论的影响，“以痛为输”（《灵枢·经筋》），在痛点旁开6~10cm的地方进针[1]，时常有效，有时效果不明显。

第二阶段：进针点选择在肌筋膜触发点周围。

肌筋膜触发点（myofascial trigger point，MTrP）是西方康复学界的一个重要概念，笔者在南京大学攻读博士学位和在东部战区总医院从事博士后研究工作期间，学习运用了这些理念，临床上进针点也由在痛点周边变成了在MTrP周边，相应地，疗效得到了提升。

第三阶段：进针点选择在患肌周围。

数年的使用和思考后，我们认为，MTrP组织指向不明确，有时指筋膜，有时指肌肉，有时指肌腱，这些组织的生理特性完全不同，而且临床上病变部位并非是point（点）。为了克服这些不足，促进学术发展，我们在2014年12月12日提出了一个重要概念：患肌，即神经系统正常时，在放松情况下依旧保持紧张的肌肉，也可以说是至少存在一个MTrP的肌肉。从此以后，靶组织明确，进针点也明确了，即针对患肌，在患肌周边或邻近四肢进针。

第四阶段：进针点选择体现出整体观。

随着研究的不断深入，“气血新论”随着《气血新论：基于浮针医学的中西汇通》在2021年的正式出版被提出，这一理论把我们对肌肉的功能和动脉血流的关系的理解带给了医生，让医生在临床中重视肌肉的功能、动脉血流及两者之间的关系，尤其是对于年长患者和久病慢病者的诊治。把对疾病的认识从局部观提升到整体观，进针点的选择也从此围绕气血整体观。

（二）治疗方法的演进

第一阶段：仅仅皮下进针。

1996年到1999年，浮针仅仅皮下进针，然后晃动针柄后留置，没有其他配合手法，因此，那时的效果就时好时差、不稳定。

第二阶段：加入扫散。

1999年，在治疗一位牙痛的广州渔民时，进针后稍有效果，笔者想

---

[1] 符仲华．浮针疗法速治软组织伤痛［M］．北京：人民军医出版社，2003：25.

通过加强手法增加效果，因为皮下进针没法实施传统针灸的提插捻转，故尝试偶尔摆动针身，结果发现效果立即增加。从此，对浮针操作至关重要的，也基本上是唯一手法的扫散动作面世，成为浮针疗法的又一个鲜明操作特点。

第三阶段：常配合再灌注活动。

2010 年前，浮针在治疗颈肩部病痛时，常在前臂进针，为了舒缓患者的紧张情绪，扫散时笔者经常托起患者的肘关节和缓活动，发现效果比不活动要好得多。于是在 2011 年写《浮针疗法治疗疼痛手册》(第 1 版)时，将这类辅助活动称为再灌注活动，并逐渐把再灌注活动规范化、标准化，并明确其机制：改善局部组织的缺血状态，快速消除病痛。

四、浮针特点

(一) 操作特点

1. 按部位选进针点　浮针疗法不再使用针灸教材的经络腧穴理论，而是根据引发病痛的相关肌肉所在的部位来进行进针点的选取。

2. 皮下浅刺　传统针刺方法涉及多个层次，大多要深达肌肉层，需要酸、麻、胀、重、痛等“得气”感，浮针疗法所涉及的层次主要是皮下层这一单一层次，皮下层也习惯被称为皮下组织，浮针疗法主要涉及皮下疏松结缔组织，不需要“得气”感。

3. 扫散是重要环节　扫散动作并非浮针疗法的必需环节，因为浮针刚发明时，并没有扫散动作。不过，扫散动作确实是重要环节，这是浮针疗法区别于其他非药物疗法的一个重要特点。大幅度的皮下扫散往往可以让临床疗效立竿见影，扫散的优劣直接影响浮针的疗效。

4. 再灌注活动　再灌注活动并非浮针疗法的必需环节，但对于浮针疗法起到如虎添翼的“催化剂”作用，它可以快速改善局部组织的缺血缺氧状况，加快病痛的康复进程。

(二) 疗效特点

1. 取效快捷　绝大多数情况下，浮针疗法疗效反馈速度迅捷，一般在数秒到数十秒内就会有明显效果，对于某些部位明确的病痛，其取效速度甚至快于局部注射麻醉。

2. 疗效具有很好的可重复性　对于其适应证，掌握浮针疗法的医生对疾病预后的把握远好于传统针灸。浮针治疗适应证明确，治疗目标明确，操作流程和手法标准化，配合合理的医嘱和气血操家庭作业，疗效就更加具有可重复性。

3. 安全无副作用　浮针没有药物治疗的毒副作用、过敏反应和依赖性，且因其针体仅仅在皮下，与传统针刺疗法比较，断针、滞针、气胸等现象不会发生。

第二节　浮针操作方法

一、浮针针具

浮针的结构

浮针分别由针芯及针芯座、软套管及管座、保护套管三部分组成（图 1-2-1）。

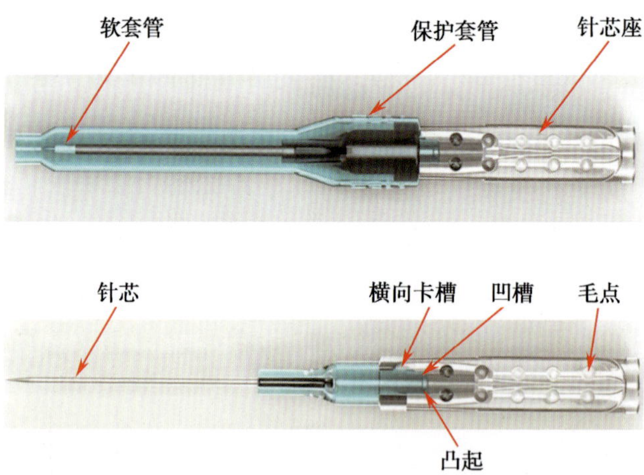

图 1-2-1　浮针针具

1. 针芯　针芯由不锈钢针和硬塑料的针芯座两部分组成，不锈钢针使浮针具有足够的刚性，能快速进入皮下层并完成运针及扫散动作。不锈钢针的针尖呈斜坡形，进针时针芯座有毛点状突起的一面与针尖斜坡面都朝上，该面在扫散时起防滑的作用。针芯座的毛点状突起面有一纵向凹槽，凹槽前段侧面有一个横向卡槽，用于扫散时固定软套管。

2. 软套管及管座　软套管通过内置的铆钉固定在塑料管座上，管座上有一凸起，与针芯座上的凹槽及其卡槽相配套。进针时管座上的凸起置于凹槽底部，针尖露于软套管外，扫散时该凸起固定于卡槽内，针尖进入软套管内。软管座和针芯座通过凸起、凹槽和卡槽嵌合为一体，保证整个进针、运针及扫散过程的稳定性。软套管主要作用之一在于扫散时完全包裹不锈钢针，目的是避免针尖损伤血管等皮下组织；软套管主要作用之二在于治疗结束后留置于皮下，起到持续微扫散的效果，目的是让疗效更持久。因为其足够的柔软度及韧性，留置皮下数小时，既不会刺伤血管等皮下组织，也不会影响正常活动。

3. 保护套管　保护套管可以避免针芯和软套管与包装物等物品碰撞产生磨损。此外，在治疗间隙保护套管，有利于浮针针具保持无菌状态，同时也避免误刺造成医院感染。

二、进针器

浮针进针器是帮助医生将一次性使用浮针迅速刺入皮下的辅助工具。它可以降低针刺的痛苦，确保进针组织层次的准确，同时保障进针过程的安全。进针器的使用有利于浮针治疗的标准化。

进针器由四部分组成，分别是底座、控制按钮、进针器传动装置和固定槽（图 1-2-2）。

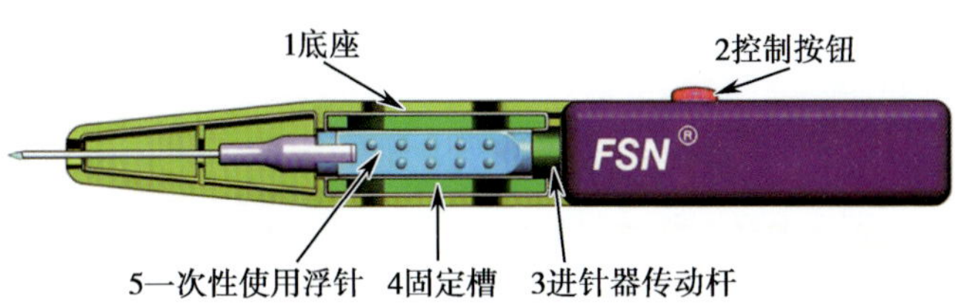

图 1-2-2　浮针进针器

三、浮针较粗但治疗时不会引发明显疼痛

扫散需要横向的较大力量、需要足够的韧性和弹性，所以浮针就不能太细。人们看到浮针这么粗，担心针刺会很痛，因而恐惧浮针治疗。实际上，大部分情况下浮针治疗并不引起疼痛。因为，浮针不像传统针灸、针刀等治疗，这些治疗的操作一般都直刺到深部软组织，甚至要达到骨面，患者获得酸、麻、胀、重等异常感觉；浮针浅刺，进针仅仅在皮下层，不深入肌层（图 1-2-3）。皮下层组织环境稳定，需要感知变化的感觉神经末梢很少，因此，较少产生疼痛。在没有触碰到皮下层的血管壁的情况下，一般不会引起疼痛。

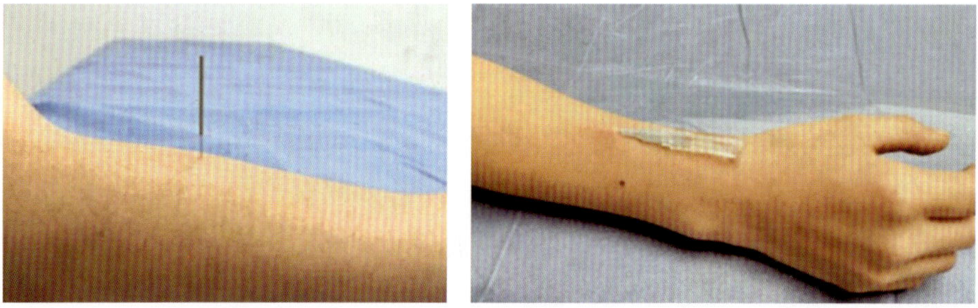

图 1-2-3 传统针刺（左）和浮针（右）的不同方式

不过，真皮层含有丰富的感觉神经末梢，浮针穿过真皮层时如果速度慢、行程长，可引起疼痛。医生可以使用浮针进针器，快速短距离地突破真皮层，从而最大程度减少针刺疼痛。

四、操作步骤

为了尽可能减少刺痛，令临床更加安全，我们需要掌握以下的操作步骤。

1. 持进针器　浮针针柄有四面，仅一面有毛点，毛点面与针尖的斜面保持一致。将浮针装入进针器时，确保毛点面向上。然后将进针器的弹射平台拉到上膛位置，保持上膛状态。持进针器时，右手中指桡侧面在下方托住进针器，拇指按压在进针器“符仲华”三字上方，示指自

然放置在控制按钮上，虚位以待（图 1-2-4、视频 1-2-1）。

2. 进针　确定进针点，消毒后，医生右手持进针器，将进针器前端下压前推，左手中指将皮肤向进针器方向推，左手示指虚按防护于进针器上方，防止进针器发射时浮针向外弹射。左手、右手的合力使得针尖前方的皮肤隆起，在右手示指按压发射按键前，务必确保针尖前方的隆起皮肤和针尖呈垂直状态，即 90°（图 1-2-5），不能不达 90°，也不能超过 90°。这种垂直状态使得发射时针尖穿过真皮层的行程最短，引起刺痛的可能性最小。发射前，不仅仅要关注针尖和皮肤是否垂直，还要关注患者是否放松。如果患者实在不能放松，可随咳进针，在患者大声咳嗽时进针，这样也能减轻进针时的疼痛。

3. 运针　进针后，医生右手持进针器保持不动，左手拇指、示指固定针芯座后微微抬起，右手顺势退出进针器。紧接着改为右手提捏针芯座，使针尖略微翘起，针体上方的皮肤微微隆起（图 1-2-6），将浮针向前推进。针尖始终保持略微上提状态，保证浮针针体始终处于皮下层。运针时医生右手感觉空软松滑易进，患者没有酸胀麻重痛的异常感觉。如若不然，可左右上下稍稍调整运针角度，寻找阻力最小的方向继续运针（视频 1-2-2）。

4. 扫散　运针完毕，左右两手配合，左手固定软管座，右手捏持针芯座后退并向内旋转 90°，软管座凸起固定在针芯座凹槽侧面的卡槽内，这时针尖已经被软套管完全包裹，这时扫散就可以最大程度减少对软组织的损伤。扫散时右手拇指和中指夹持针芯座，以大拇指作为支点，示指、环指自然置于针芯座两边，示指和环指做跷跷板运动（图 1-2-7）。扫散力求平稳均匀柔和，幅度尽可能大（视频 1-2-3）。

5. 留管　扫散结束后，将针芯座向外旋转，使软管座从卡槽移出，针芯座后退，针管分离，拔出钢针后，软管可以留置皮下，贴胶布固定（图 1-2-8）。留置时间不要太长，1~3 小时即可，洗澡前或睡前务必拔出。如有任何不适，可提前拔出。医生或家属将胶布移除，拔出软管，按压片刻防止出血即可（视频 1-2-4）。

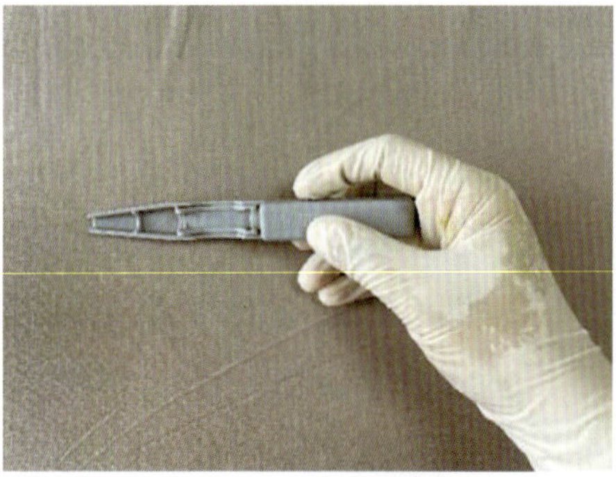

图 1-2-4 持进针器

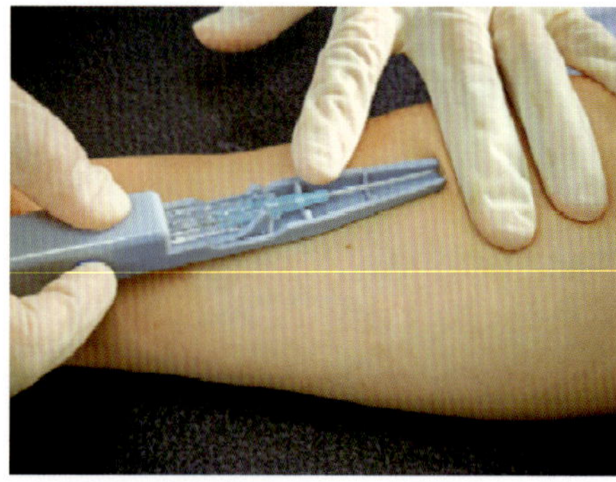

图 1-2-5 进针

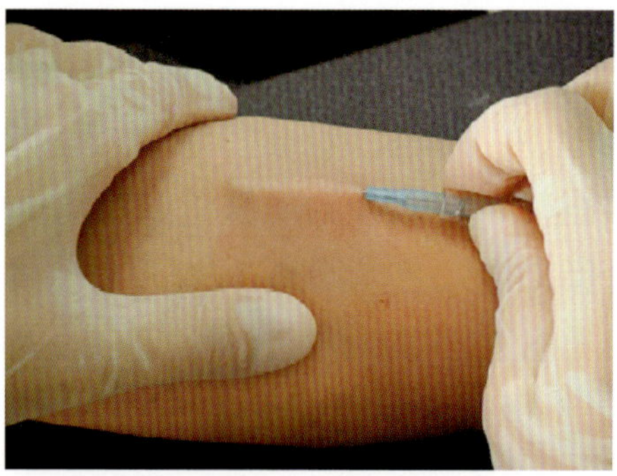

图 1-2-6 运针完毕

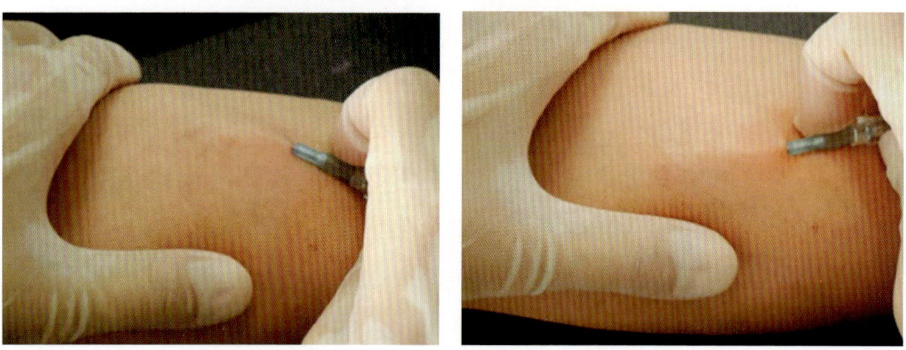

图 1-2-7 扫散

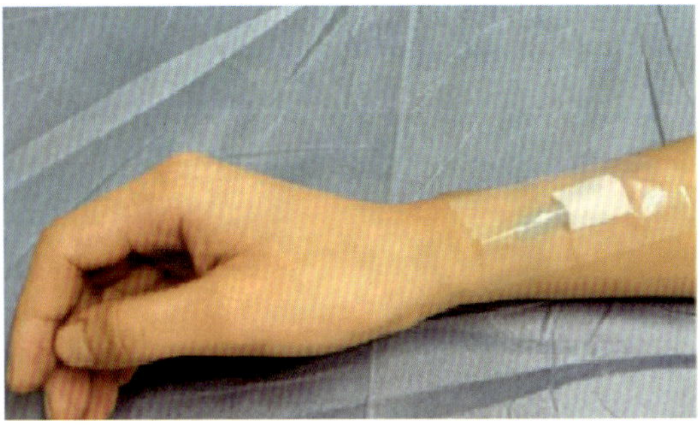

图 1-2-8　留管

视频 1-2-1 持进针器

视频 1-2-2 进针和运针

视频 1-2-3 扫散

视频 1-2-4 留管

五、再灌注活动

良好的血液循环为各组织细胞提供充足的氧、水分和营养物质，排出代谢产物。缺血，尤其是动脉血减少，是造成疼痛、乏力的一个重要原因。浮针治疗时，最根本的机制就是通过放松紧张的肌肉，疏通血流，不过这时血流常缓缓进入缺血组织。配合再灌注活动可以大大加快血流速度，使得局部组织快速得到血液灌注，恢复良好的血液循环。

可以通过一个简单小试验来理解再灌注活动（图 1-2-9）。用力握拳会看到原本红色的局部皮肤变白了，放开后，手掌的肤色恢复红色，而且变得比握拳前更红，这种皮肤颜色的变化说明了血液流动的速度在加快。此外，这样的肌肉收缩，使得血流压力增加，然后放松，遭受压力的血流一下子冲出，以更大的速度流向缺血部位，到达原先到不了的地方。血流速度增加和血流范围变大，这就是再灌注活动的目的。

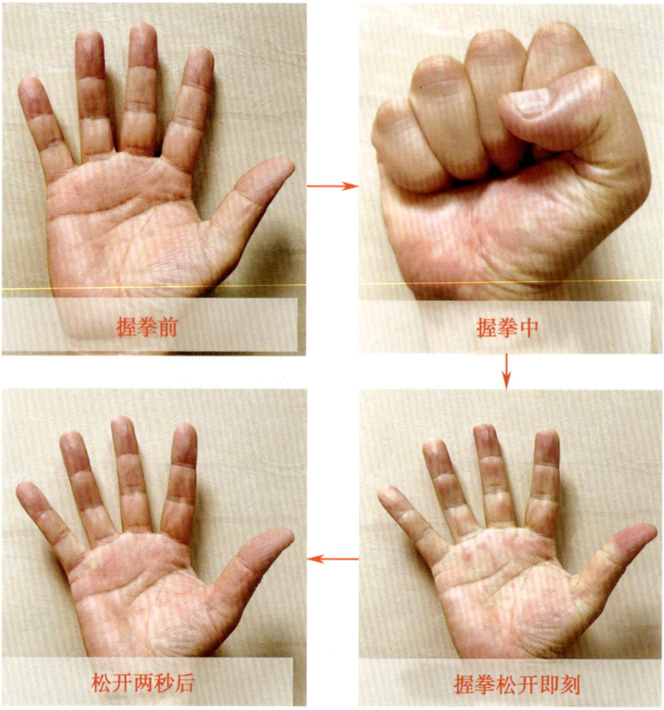

图 1-2-9 握拳试验

再灌注活动是浮针疗法的重要补充。再灌注活动设计得好，患者配合到位，往往能起到事半功倍的效果。

再灌注活动要做到：幅度大、速度慢、次数少、变化多、间隔时间长。不要反复做，做一次就是一次，用力的方向可以不断改变。与患者对抗时力量不要大过患者，只是对患者的力量施加一相同力量、方向相反的阻力。

第三节 推荐学习浮针疗法的理由

浮针是传统针灸的现代转型，是中国先人的智慧和现代基础医学相结合的产物，对医生、对科研工作者都可能打开一些思路，对各自的工作和对医学的理解都有一定的帮助。

一、推荐临床医生学习浮针的理由

运用浮针治疗疾病有以下几个优势，可让医生更好地享受自己的医疗过程：

1. 效果来得快　浮针疗法的疗效反馈速度常常是即刻的，可以立竿见影，这个特点使得医生马上就知道治疗方向是否正确，根据情况及时调整方案，让医生更深刻地认识疾病，较快地提高自己的医学知识水平。

2. 安全　由于针身只在皮下活动，对于患者而言，浮针称得上非常安全。患者的安全实际上就是医生的安全，这就为医生的行医生涯增加了安全系数。浮针这个安全的特性使得医生治疗时心态较为放松，对提高医疗效果、改善医患关系都大有裨益。

3. 边界清晰　浮针的治疗范围很明确，就是与骨骼肌、平滑肌、心肌这三种不同类型肌肉相关的病痛，其他病痛，非浮针擅长。这个特点，使得浮针医生既可以自信地“揽病人”，也可以理直气壮地“推病人”，而不是眉毛胡子一把抓，啥病都看，最后对患者康复没有帮助，对自己的信誉也有影响。

4. 成就感强　浮针的治疗范围、治疗机制明确，常常可以治疗被其他医生误解或误诊的肌肉相关病例。某些在其他医生眼中的疑难杂症，到了浮针医生这里则轻车熟路、水到渠成。

二、推荐科研工作者学习浮针的理由

浮针对现代流行的医学理论有一定的冲击。

浮针没有麻醉药的麻醉作用，却可以对疼痛等病痛产生迅即的效果。

人们常常信奉的很多病痛来自骨骼老化、来自神经压迫的理论，在浮针的疗效面前常常非常尴尬。

人们常常以为周围性面瘫、抑郁、失眠是神经系统疾病，可是浮针的效果也让这种理论变得底气不足。

理论和现实的矛盾是科研工作者需要关注的目标，所有的科学进步几乎都来自这种矛盾，因此，科研工作者必须重视浮针现象。而且，浮针值得这个重视，因为：

反馈快的特点让科研工作者容易得出正确结论；

安全的特点使得科研工作的伦理障碍几乎不足为虑；

涉及组织少的特点使得科研工作者更容易聚焦。

综上，浮针确实值得重视，值得研究，请临床医生、科研工作者更多地了解浮针、聚焦浮针，或许，我们现在的一小步，可以成为人类医学进步的一大步。

第二章 头面部病痛

第一节 头面部病痛进针前注意事项及通用操作方案

浮针疗法一般是针对患肌治疗，不过患肌的查找和评估常常不是初学者能够一下子掌握的。因此，在大量实践的基础上，我们制定了一套适合普及的浮针操作方案，即：某部位的通用操作方案加某病症的专用操作方案。这种通用和专用相结合的方法，对初学者相当友好，初学者不需要花费太多的时间，便可在熟练掌握进针方法的基础上，取得不错的效果，至少绝大部分的适应证都能在一定程度上取得较好的即时效果，也能有不错的远期效果。

本节介绍头面部病痛的治疗，也就是头面部病痛的通用操作方案。临诊时，针对某个病痛，请大家采用“通用 + 专用”的方法。一般通用方案选取两个进针点，专用方案选取一个进针点。通用 + 专用，也就是三个进针点。我们临床上也把这种方法谐谑地称为“浮针三板斧”，请大家参考。

浮针通用操作方案的介绍大致包含进针点、进针方向和再灌注活动三方面的内容。进针点定位及进针方向根据体表解剖标志制定，再灌注活动主要根据相关病痛所涉及肌肉的功能解剖制定。

本书接下来介绍的第三至八章：颈肩部病痛、上肢部病痛、腰背部病痛、下肢部病痛、内科杂病、妇科杂病，临诊时也使用“通用 + 专用”总共三个进针点的治疗方案。通用方案选取两个进针点，专用方案选取一个进针点。

一、头面部病痛进针前注意事项

1. 务必排除各病症的禁忌证，非明确适应证，坚决不动手。

2. 凝神定志，务必确保患者相关部位处于放松状态。不放松，不动针。

3. 保持平常心，尽量降低患者的期望值。

4. 进针点及再灌注活动都选择在病患同侧。

5. 每个方向的再灌注活动进行 1 次，每次持续 8 秒左右。

6. 对于头痛、头昏、眩晕、干眼症、黄斑变性、过敏性鼻炎等病痛，通用进针点一般选择症状更严重的一侧进针，如果两侧症状无明显差别，请任选一侧进针。

二、头面部病痛通用操作方案

头面部通用进针点 P1：上臂外侧中央，由下向上进针。

头面部通用再灌注活动 RA1：患者坐位，肘关节屈曲，外展肩关节，医者按住其前臂外侧抗阻。（图 2-1-1、视频 2-1-1）

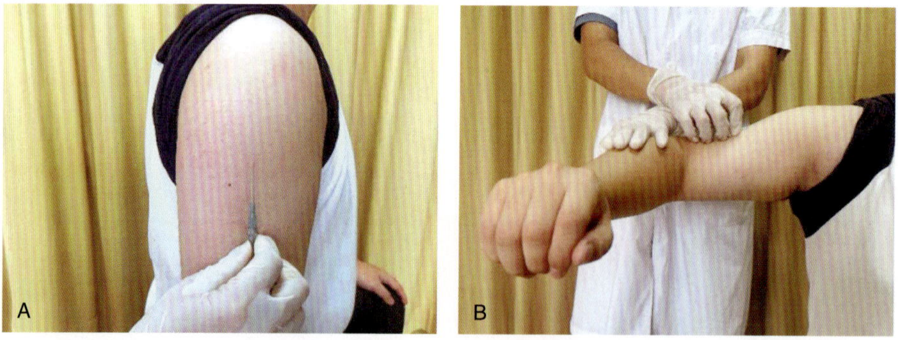

图 2-1-1 头面部通用进针点 P1（A）、通用再灌注活动 RA1（B）

头面部通用进针点 P2：冈上肌前缘中点，由外向内进针。

头面部通用再灌注活动 RA2：患者坐位，头朝向进针点侧屈，医者抵住其头侧面抗阻。（图 2-1-2、视频 2-1-2）

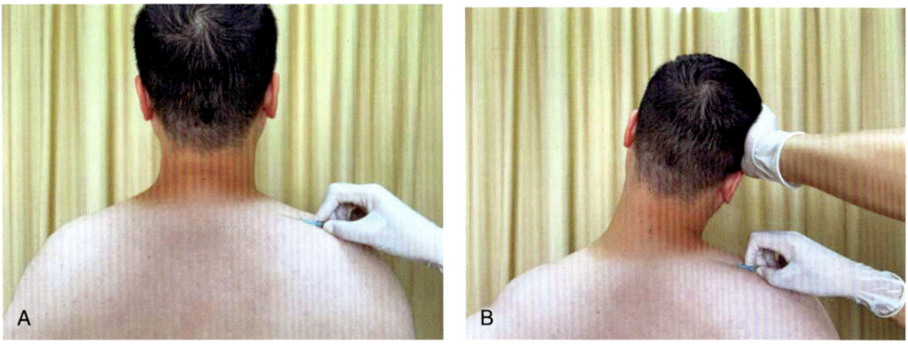

图 2-1-2　头面部通用进针点 P2（A）、通用再灌注活动 RA2（B）

视频 2-1-1　头面部通用操作方案 P1 及 RA1

视频 2-1-2　头面部通用操作方案 P2 及 RA2

第二节　头　　痛

头痛为临床常见症状，据文献报道，全球每天有 15.8% 的人在遭受头痛的折磨[1]。头痛病因机制复杂，《国际头痛分类》第 3 版将头痛分为原发性头痛、继发性头痛、痛性脑神经病变和其他面痛及其他类型头

[1] STOVNER L J，HAGEN K，LINDE M，et al. The global prevalence of headache：an update，with analysis of the influences of methodological factors on prevalence estimates [J]. The journal of headache and pain，2022，23（1）：34.

痛几大类。然而，这样的分类并不符合浮针医学临床实践，浮针医学将头痛分为颅内头痛、颅外头痛、五官头痛三大类。颅内头痛是指由颅内因素引发的头痛，包括颅脑外伤、颅内出血、颅内感染、颅内肿瘤、癫痫、硬膜或腰椎穿刺后等引发的头痛。五官头痛是指由青光眼、鼻窦炎、牙病、视神经炎、急性虹膜炎等五官疾病引发的头痛。颅外头痛是指由病理性紧张的肌肉引发的头痛，这类头痛属于浮针的治疗范畴，也是本节阐述的重点。

一、临床表现

起病缓慢，反复发作，时轻时重，以轻中度疼痛为主。疼痛部位多集中在前额、枕部、颞部等肌肉附着处。疼痛性质为胀痛、钝痛、酸痛，伴有紧束感、昏沉感、头重如裹感、麻木感等。许多患者伴有颈肩背部疼痛不适，部分患者伴有恶心呕吐、畏光等症状。

常因劳累、长时间保持同一姿势伏案工作、受凉、气候变化、焦虑抑郁情绪、寐差等因素诱发，休息、按摩后疼痛减轻或完全消失。为避免疼痛加剧，患者喜欢躺在床上休息，闭目养神，避免行走和上下楼梯。

查体：疼痛部位或有压痛。神志清楚，四肢肌力、感觉、运动功能正常。

辅助检查：血液检验和影像学检查可排除脑血管疾病、颅内动脉瘤和占位性病变等颅内器质性疾病引起的头痛；脑脊液检查可以排除或鉴别急性脑膜炎；眼科眼压的测定可以排除青光眼；青少年前额痛需要耳鼻喉科拍片或穿刺以排除鼻窦炎。

二、适应证（本病相关的现代医学病名）

现代医学诊断的偏头痛、紧张性头痛、丛集性头痛等都属于本节的适应证。眼、耳、鼻、牙良性病变后遗留的慢性头痛也可参考本节治疗，如拔牙后引发的慢性头痛。

三、仅可改善症状的病痛

因三叉神经痛、带状疱疹继发的头痛，浮针仅可减轻其疼痛症状，仍需配合专科药物治疗。

四、禁忌证

1. 病程在 1 周以内的急性头痛。
2. 不断加重的头痛。
3. 近期有颅脑外伤史的头痛。
4. 伴随有发热的头痛。
5. 伴有精神改变、无力、复视、视盘水肿的头痛。
6. 伴有体重减轻的头痛。
7. 伴有重度高血压的头痛。
8. 打喷嚏、咳嗽、体位改变诱发的头痛。
9. 伴随有白细胞或中性粒细胞增高的头痛。

五、头痛专用操作方案

除了头面部病痛的通用操作方案，头痛还经常需要采用专用操作方案。

头痛专用进针点 Px：头痛侧耳尖上方，由后向前进针。

头痛专用再灌注活动 RAx：患者咬紧牙关 3~4 秒。（图 2-2-1、视频 2-2-1）

视频 2-2-1　头痛专用操作方案

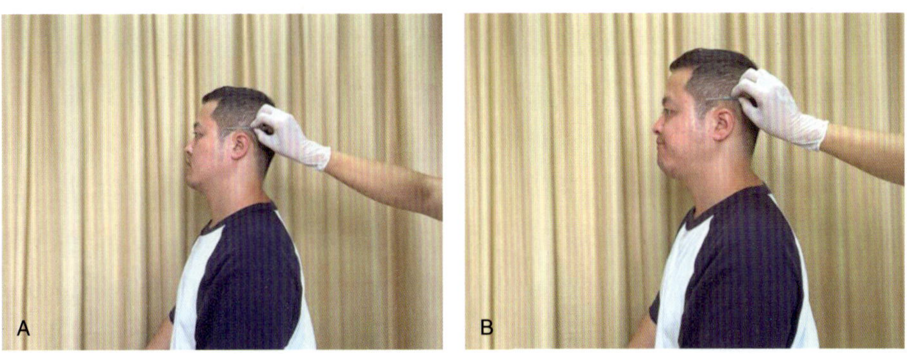

图 2-2-1　头痛专用进针点 Px（A）、专用再灌注活动 RAx（B）

六、预后及注意事项

(一) 预后

浮针治疗因劳累、长时间保持同一姿势伏案工作、受凉、气候变化、焦虑抑郁情绪、寐差等因素诱发,休息、按摩后疼痛减轻或完全消失的头痛,疗效不错,避免上述诱发因素后预后良好。

(二) 注意事项

1. 由于头痛病因复杂,因此,治疗前进行系统问诊、体格检查及必要的影像学、血液检查非常重要,以避免误诊失治。

2. 慢性头痛的患者,由于病程日久,多伴有焦虑抑郁情绪,可采用户外活动、听音乐、闻香、倾诉、心理咨询等方法疏导情绪。

3. 建议患者写头痛日记,记录每次发病的时间、发病规律、诱发因素等,可以帮助自己认识疾病,配合医生运用认知行为疗法治疗本病。

4. 工作时注意劳逸结合,避免长时间保持同一个姿势,建议每工作学习 1 个小时便活动 5 分钟。睡眠对于头痛患者非常关键,保证充足的睡眠可以有效预防头痛发作。

第三节 头昏、眩晕

头昏、眩晕为门急诊常见主诉,由于大家表达习惯的不统一,二者常常被混淆,甚至有些医生也难以区分,这给临床诊疗带来了困难。现行《神经病学》教材对眩晕有详细阐述,病因涉及多个学科,如神经内科、耳鼻喉科、神经外科、眼科、骨科、精神病科等。低血压、高血压、低氧血症、低血糖、贫血、糖尿病、心律不齐、眼病、神经系统病变都会诱发本病。浮针医学不仅是一种治疗手段,也可以用于疾病的鉴别诊断。对于肌肉功能性改变引发的头昏、眩晕多能当场见效,具体情况介绍如下。

一、临床表现

眩晕，患者主诉为天旋地转，步态不稳，在客观上表现为平衡障碍。

头昏，患者主诉头脑昏沉，头脑不清晰感，头部沉重压迫感、紧束感，头重脚轻，头部麻木空虚感，或伴有视物模糊、乏力感。客观上无特异性表现。

这类病痛具有强烈的主观性和非特异性的特点，给医生的诊断带来挑战。

我们临床发现肌肉功能性改变引发的头昏、眩晕具备如下特点：

慢性病程，反复发作，每次发作持续数分钟至数小时以上，常因头颈部长时间保持同一姿势伏案工作、劳累、受凉、气候变化、焦虑抑郁情绪、寐差等因素诱发，常伴发头痛、颈肩酸痛。经休息、按摩、针刺、艾灸等外治法后头昏、眩晕慢慢减轻直至完全消失。为避免头昏、眩晕加剧，患者喜欢躺在床上闭目养神，避免不必要的活动，但头昏、眩晕不会随着静止不动很快消失。

不伴耳鸣、听力减退。

查体：无眼震。

辅助检查：血液学、影像学检查及眼科、耳鼻喉科等专科检查可以帮助排除贫血、糖尿病、低血糖、颅内肿瘤、屈光不正、咽鼓管阻塞、外耳道耵聍、耳石症等病变。

二、适应证（本病相关的现代医学病名）

现代医学诊断的颈源性眩晕、混合型颈椎病、椎基底动脉供血不足、脑动脉供血不足等都属于本节的适应证。

三、禁忌证

1. 耳石症（良性阵发性位置性眩晕）。
2. 梅尼埃病导致的内耳迷路积水，多伴有耳鸣和听力受损。
3. 前庭神经炎。
4. 中耳炎、化脓性脑膜炎、胆脂瘤继发的迷路炎症，多伴有发热和疼痛症状。

5. 脑部肿瘤导致的进行性加重的头昏、眩晕。

四、头昏、眩晕专用操作方案

除了通用操作方案，头昏、眩晕还经常需要采用专用操作方案。

头昏、眩晕专用进针点 Px：枕骨粗隆处，由上向下进针。

头昏、眩晕专用再灌注活动 RAx：患者俯卧位，医者抓住患者头顶处大部分头发，让患者头部后仰抗阻。（图 2-3-1、视频 2-3-1）

视频 2-3-1 头昏、眩晕专用操作方案

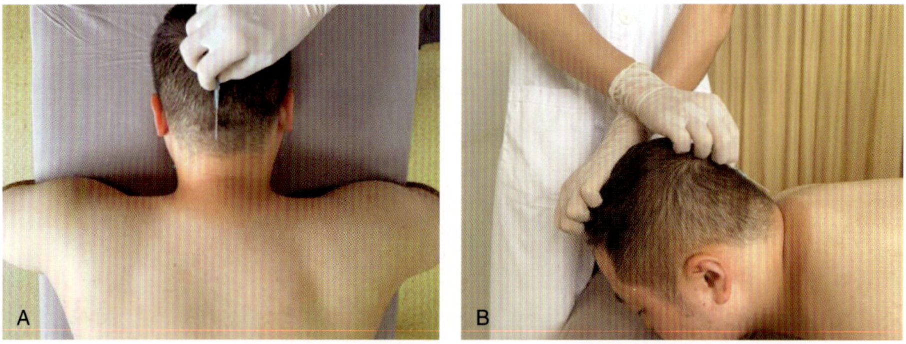

图 2-3-1 头昏、眩晕专用进针点 Px（A）、专用再灌注活动 RAx（B）

五、预后及注意事项

（一）预后

浮针治疗肌肉功能性病变导致的头昏、眩晕多当场见效。反之，如果排除禁忌证，在取得患者理解的前提下，建议大家尝试使用浮针进行诊断性治疗。总体来说，即刻疗效明显，远期疗效也令人满意。

（二）注意事项

1. 由于头昏、眩晕病因复杂，因此，治疗前进行系统问诊、体格检查及完善必要的影像学、血液检查非常必要，包括专科会诊也十分必要。

2. 恐慌症、过度换气综合征、焦虑症、抑郁症患者可能出现头晕症

状，而慢性头晕患者多伴有焦虑症和/或抑郁症，临床上需注意鉴别。

3. 降压药等药物也会引发头晕，尤其是老年患者。

4. 改变工作、生活和娱乐方式，避免头颈部长时间保持同一个姿势，建议每小时活动 5 分钟。坚持每天做 3~5 次气血操。

第四节 干 眼 症

干眼症是指由于泪液的量或质的异常引起的泪膜不稳定和/或眼表面的损害，而致眼不适症状的一类疾病[1]。干眼症已经成为导致眼部不适的最常见眼病，其发病率有逐年升高的趋势。该病好发于长期使用电子屏幕、熬夜、驾驶、吸烟、长期佩戴角膜接触镜、更年期后的女性等人群，也可由干燥综合征、类风湿关节炎、糖尿病、甲状腺功能异常、眼病等疾病诱发。

一、临床表现

眼部有干燥感、异物感、烧灼感、疲劳感、不适感，眼痒、视物模糊、视力波动等主观症状。这些症状反复发作，时轻时重，间歇性加剧。或伴有结膜充血、闭眼后睁眼无力，不想睁眼；前额、颞部紧束感。

长时间使用屏幕、驾驶、阅读后加重，熬夜、劳累、焦虑抑郁、紫外线照射、干燥缺氧污染的环境等因素也会加重本病。在凉爽环境、雨天或者雾天及一些湿度高的环境如浴室，症状减轻。

辅助检查：泪膜破裂时间≤ 10 秒；泪液分泌试验≤ 10mm/5min；角膜和结膜荧光染色阳性。

二、适应证（本病相关的现代医学病名）

现代医学诊断的干眼症、角膜干燥症等都属于本节的适应证。面

[1] 《人工智能在干眼临床诊断中的应用专家共识(2023)》专家组，中国医药教育协会眼科影像与智能医疗分会，中国人口文化促进会角膜病与眼表疾病分会．人工智能在干眼临床诊断中的应用专家共识(2023)［J］．眼科新进展，2023，43(4)：253-259.

瘫造成的眼睛干涩可以参考本节进行治疗。

三、仅可改善症状的病痛

对于糖尿病、甲状腺功能异常、帕金森病等导致的干眼症，浮针或仅可以改善相关症状，原发病仍需积极治疗。

四、禁忌证

1. 严重睑板腺功能障碍。

2. 服用抗组胺药、抗抑郁药、抗焦虑药、异维 A 酸、利尿剂、抗雄激素药等造成的。

3. 干燥综合征诱发者。

4. 手术或外伤造成的。

五、干眼症专用操作方案

除了通用操作方案，干眼症还经常需要采用专用操作方案。

视频 2-4-1 干眼症专用操作方案

干眼症专用进针点 Px：头部前发际线中点处，由上向下进针。

干眼症专用再灌注活动 RAx：患者全力闭眼 3~4 秒。（图 2-4-1、视频 2-4-1）

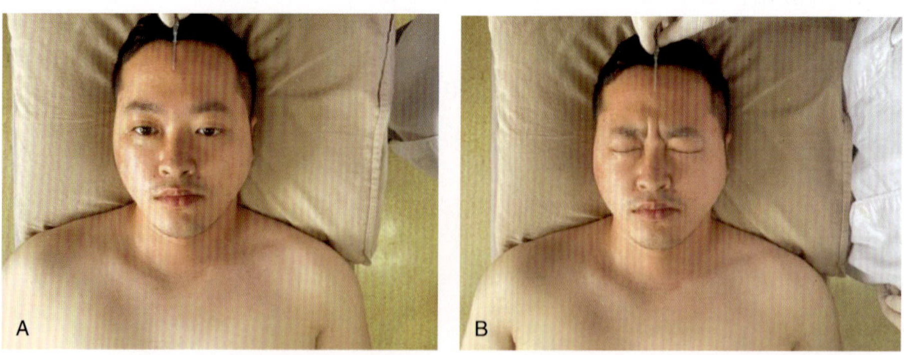

图 2-4-1 干眼症专用进针点 Px（A）、专用再灌注活动 RAx（B）

六、预后及注意事项

(一) 预后

浮针治疗干眼症即刻疗效可表现为眨眼减少,眼部轻松感。随着治疗的进展,眼部干涩感、烧灼感逐步减轻。总体来说,即刻疗效明显,则远期疗效也令人满意,在避免相关诱发和加重因素的基础上,最终预后良好。

(二) 注意事项

1. 伴有口干、舌干的患者,注意与干燥综合征进行鉴别诊断。
2. 注意用眼卫生,避免用眼过度。
3. 注重眼睑卫生,每天清洁眼睑部分泌物。
4. 必要时配合使用人工泪液、环孢素可减缓症状。
5. 使用毛巾或眼罩热敷眼周,每天 2 次,每次 10 分钟。
6. 手法按摩睑板腺、眼保健操、气血操可以促进局部或全身的气血运行,利于疾病康复。

第五节　黄 斑 变 性

黄斑变性主要包括年龄相关性黄斑变性和近视性黄斑变性两大类,本节主要讨论年龄相关性黄斑变性,它是一种无痛的疾病,通常因进行性视力损害而被发现,双眼同时或先后发病,表现为不可逆转的进行性视力及色觉损害,严重者导致失明,严重影响患者的生活质量。一项流行病学研究发现,中国发达城市的年龄相关性黄斑变性发病率高达 15.5%[1]。目前该病的确切病因尚不清楚,可能与遗传因素、黄斑长期慢性光损伤、代谢及营养因素等有关。该病目前并无确切有效的治愈

1　QI H J, LI X X, ZHANG J Y, et al. Efficacy and safety of ranibizumab for wet age-related macular degeneration in Chinese patients [J]. International journal of ophthalmology, 2017, 10(1): 91-97.

手段,而浮针治疗黄斑变性在改善视力方面常常能立竿见影,或许可以为眼科医生的治疗提供一种有益的参考。

一、临床表现

本病好发于50岁以上老年人。根据临床表现可大致分为干性年龄相关性黄斑变性和湿性年龄相关性黄斑变性两大类。

干性年龄相关性黄斑变性:所有与年龄相关的黄斑变性都以干性形式开始。起病缓慢,经过数年的无痛性中心性视力逐渐减退,可有视物变形,因为双眼常同时发生,易被患者及家属误判为“老花眼”而未予重视,最终发展为中心性视力丧失或盲点。该型患者特征性表现为黄斑区玻璃膜疣、色素紊乱及地图样萎缩,外观上表现为黄色斑点[1]。病程早期后极部可见黄白色、不规则圆形玻璃膜疣。玻璃膜疣边界清晰或模糊,可扩大相互融合。脉络膜毛细血管萎缩,可显露脉络膜大中血管。

湿性年龄相关性黄斑变性:临床上患眼在几天到几周内视力突然快速下降,视物变形或中心暗点,多为单侧。眼底可见后极部视网膜神经上皮层下或视网膜色素上皮下暗红甚至暗黑色出血膜疣[1]。病变区大小不一致,大的可超越上、下血管弓。黄白色渗出及玻璃膜疣出现在病变区域或病变区域的边缘。如病变区大量出血会导致玻璃体积血。病程晚期黄斑下出血机化,形成盘状瘢痕,中心视力丧失。

本病诊断依赖眼科专科检查,包括眼底镜检查、彩色眼底照相、荧光血管造影、光学相干断层扫描;以上这些眼科专科检查描述,仅仅给浮针人一个参考,具体病情请浮针人听从专科医生的专业意见。

二、适应证(本病相关的现代医学病名)

现代医学诊断的年龄相关性黄斑变性属于本节的适应证。

---

[1] 范先群,颜华.眼科学[M].10版.北京:人民卫生出版社,2024:162.

三、禁忌证

1. 不断加重的视力下降。
2. 没有完善眼科专科检查的视力下降。
3. 伴有发热、局部红肿的患者。
4. 视力完全丧失的患者。

四、黄斑变性专用操作方案

除了通用操作方案，黄斑变性还经常需要采用专用操作方案。

黄斑变性专用进针点 Px：耳尖上方，由后向前朝向眼部进针。

黄斑变性专用再灌注活动 RAx：患者全力闭眼咬牙 3~4 秒。（图 2-5-1、视频 2-5-1）

视频 2-5-1　黄斑变性专用操作方案

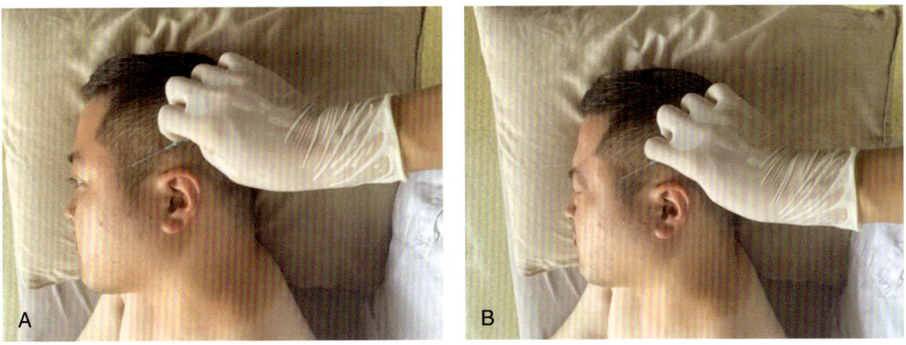

图 2-5-1　黄斑变性专用进针点 Px（A）、专用再灌注活动 RAx（B）

五、预后及注意事项

（一）预后

年龄相关性黄斑变性患者经过一两次浮针治疗后，几乎都有不同程度的改善，部分患者远期效果也不错。可以肯定的是，浮针疗法可以一定程度上改善视力，也可能在一定程度上延缓病情发展（有待进一步积累病例系统观察)。

(二) 注意事项

1. 对于干性黄斑变性患者,根据专科情况,建议补充氧化锌、铜、维生素 C、维生素 E、叶黄素、玉米黄质、β 胡萝卜素、维生素 A 等微量元素。

2. 对于湿性黄斑变性患者,突然的视力下降容易诱发焦虑抑郁情绪,进行必要的心理干预有助于疾病康复。

3. 对于已经存在中心视力损害的患者,建议患者进行偏心视力训练,或者教育患者使用放大器、高倍阅读眼镜、望远镜及放大电脑及手机字体等方式改善视力质量。

4. 配合必要的眼科治疗,如玻璃体内注射、光动力治疗等。

5. 总体来说,浮针治疗本病的经验并不十分丰富,还需要大量的临床实践指导以完善浮针医学对于本病的诊疗规范,请大家指正我们的观点。

第六节 过敏性鼻炎

过敏性鼻炎又称为变应性鼻炎,中医称为“鼻鼽”,主要表现为花粉或其他过敏原引起的季节性或常年性的鼻痒、喷嚏、流涕、鼻黏膜充血,常伴发过敏性结膜炎。目前并无针对本病的特效药,主要的措施包括避免接触致敏原,针对症状使用鼻用糖皮质激素、抗组胺药物等。常见的致敏原包括尘土、螨虫、花粉、各种植物食物等,然而从常识推断,完全不接触这些致敏原几乎不可能。

从发病机制来看,它是特应性个体接触致敏原引发的鼻黏膜慢性炎症反应性病变[1],这种病变导致鼻黏膜处于超敏感状态,致使某些非特异性刺激(冷热变化)也易于诱发变应性鼻炎的临床症状,这种情况临

[1] 张欣,张罗．耳鼻咽喉头颈外科学[M]. 10 版．北京:人民卫生出版社,2024:196.

床上非常普遍。我们发现,浮针对于本病常有意想不到的效果。目前没有证据表明浮针能改变反应性病变过程,因此,我们推断可能是浮针对病理性紧张的肌肉的作用,提高了机体对这些非特异性刺激的适应能力。艾灸等外治法对本病的疗效也从侧面佐证了这一点。

一、临床表现

1. 鼻部症状 典型症状为大量流清水样涕、鼻痒、阵发性喷嚏、鼻塞和嗅觉减退。患者常常主诉:“晨起、换洗被褥、进入空调房时,马上鼻痒发作,紧接着就开始打喷嚏流清涕,整个过程一气呵成,发作时间稍长会出现鼻塞。”大多数患者夜间鼻塞加重,由于鼻塞影响正常鼻呼吸可导致张口呼吸和打鼾,严重者引起睡眠障碍,诱发疲劳、嗜睡、注意力减退等情况,对学习或工作产生负面影响。儿童患者鼻痒症状较为明显,可使患儿反复揉鼻、抠鼻以致鼻出血;过敏性鼻炎患者流涕和鼻塞症状通常为双侧同时或交替性发作,如果主诉为单侧则需排除其他疾病。部分患者流脓鼻涕,可能合并细菌感染或者鼻窦炎。

2. 鼻外症状 过敏性鼻炎患者常合并其他过敏性疾病。最为常见的是变应性结膜炎,通常表现为眼痒、眼红、溢泪,儿童患者可有揉眼动作。其次为过敏性哮喘,常表现为喘息、气急、胸闷或咳嗽等症状。儿童患者还容易合并腺样体肥大,引起睡眠打鼾。部分患者还可伴有耳闷、耳痛、耳痒、咽痒、皮肤瘙痒等症状。

3. 体征 发作时鼻内镜检查发现双侧鼻腔黏膜苍白水肿,或充血,或浅蓝色,鼻腔可见水样分泌物。

4. 辅助检查 过敏原检测及鼻内镜检查有助于疾病诊断及鉴别诊断。血清 IgE 检测是体外变应原检测的金标准。

二、适应证(本病相关的现代医学病名)

现代医学诊断的过敏性鼻炎属于本节的适应证。鼻部术后出现的鼻部不适也可以参考本节进行治疗。

三、仅可改善症状的病痛

血管运动性鼻炎、老年性鼻炎、儿童的腺样体肥大表现为慢性鼻炎相关症状的或可以改善相关症状。

四、禁忌证

1. 鼻肿瘤。

2. 没有完善耳鼻喉专科检查者。

3. 伴有发热、流脓鼻涕的感染性鼻炎。

4. 服用氯氮䓬、阿米替林、氯丙嗪、利培酮(维思通)、硫利达嗪等精神类药物及非甾体抗炎药、高血压药物引起的鼻炎。

5. 脑脊液鼻漏。

五、过敏性鼻炎专用操作方案

除了通用治疗方法,过敏性鼻炎还经常需要采用专用治疗方法。

过敏性鼻炎专用进针点 Px:颧骨下,由外下向内上,朝向鼻翼进针。

过敏性鼻炎专用再灌注活动 RAx:患者用力耸鼻闭眼 3~4 秒。(图 2-6-1、视频 2-6-1)

视频 2-6-1　过敏性鼻炎专用操作方案

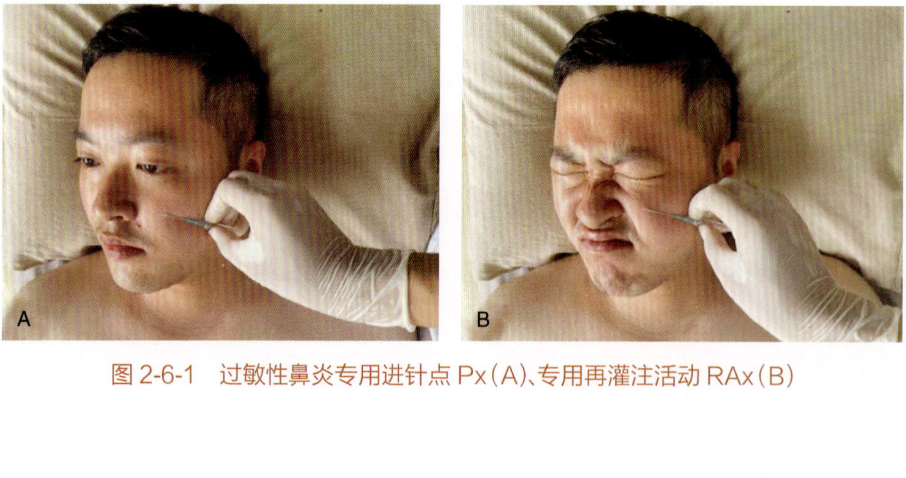

图 2-6-1　过敏性鼻炎专用进针点 Px(A)、专用再灌注活动 RAx(B)

六、预后及注意事项

（一）预后

浮针治疗过敏性鼻炎常常即时效果明显，多能立即解除鼻塞并减少流清涕、打喷嚏等不适，远期效果也不错。一般3~5次治疗后效果已比较显著，后期巩固治疗即可。对于素体虚弱或伴发全身性疾病者，远期效果往往不理想。

（二）注意事项

1. 治疗期间尽量避免接触致敏原，避免接触冷空气、刺激性烟尘、浓烈气味、高湿度环境，尤其是直吹空调；避免吸烟。花粉季节减少不必要的外出活动，或使用花粉阻隔剂。

2. 坚持进行气血操、呼吸训练等，有助于疾病康复。

3. 坚持每日搓鼻翼两侧及额头，每次2~3分钟，搓至鼻翼、额头发烫发红为度，每日次数不限。

4. 建议患者加强体育锻炼，特别是有氧运动。

5. 可以尝试配合脱敏疗法。

第七节　耳鸣、突发性耳聋

在没有外部声源的情况下，患者自觉听到无意义声音，这种症状称为耳鸣。随着年龄增长，耳鸣的发病率逐渐提高。长期耳鸣的患者容易伴发焦虑、抑郁与睡眠障碍问题。耳鸣的病因复杂，目前发病机制并不明确。

突发性耳聋（简称突聋）是指突发的单耳或双耳听力下降。突发性耳聋常伴有耳鸣症状，而且突发性耳聋与耳鸣的浮针治疗方法类似，因此放在本节一起论述。部分突聋患者病因明确，比如脑震荡、单纯疱疹病毒感染、腮腺炎、使用耳毒性药物等，其他如潜水或举重后，但绝大部分患者病因不明。

一、临床表现

耳鸣患者主诉耳内有蝉鸣声、嗡嗡声、铃声、蜂鸣声、汽笛声或嘶嘶声，并且声音可以是复合的，持续存在，时轻时重。耳鸣医生听不见，只有患者的主诉，因此也称为主观性耳鸣，这类耳鸣临床最常见。

对应的客观性耳鸣，临床医生也可闻及。多为与心跳同步的血管搏动性声音，也可能是镫骨肌、鼓膜张肌痉挛导致的哒哒声，声音多间歇性出现，少数持续存在。

一般情况下，耳鸣在安静环境中更显著，尤其在夜间明显，因此容易引起患者心情烦躁，影响睡眠。持续性耳鸣常令人焦虑不安或情绪消沉抑郁。睡眠不足、劳累可能使耳鸣加重。

突聋发病急，常发生于一觉醒来。多主诉单耳或双耳持续性听力下降，听力下降在 72 小时内到峰值。部分患者以耳鸣为主诉前来就诊，进一步检查发现听力下降。耳鸣可以发生在突聋前后，耳鸣在耳聋好转后还可能继续存在。耳聋前可伴有耳道堵塞感、耳周麻木感。

部分患者以头晕或眩晕之主诉前来，其中约 10% 为重度突聋。

辅助检查：完善听力学检查可帮助明确诊断；磁共振检查除外颅内肿瘤可能；血管造影可以排除颅内血管瘤。

二、适应证（本病相关的现代医学病名）

现代医学诊断的耳鸣、突发性耳聋、突发感音神经性聋都属于本节的适应证。

三、禁忌证

1. 不断加重的耳鸣、突聋，尤其是突聋。
2. 病程超过 3 个月的耳鸣，建议初学者不要治疗。
3. 反复发作的突聋。
4. 双侧突聋。

5. 伴有局灶性神经病变表现的耳鸣、突聋，比如一侧肢体乏力、感觉减退、言语不清等。

6. 颈项部外伤或感染、外耳道炎、中耳炎、鼓膜穿孔及内耳听神经瘤等。

7. 伴有发热、皮疹、关节痛及黏膜病变的耳聋。

8. 由庆大霉素、链霉素等氨基糖苷类药物造成的耳鸣或耳聋。

9. 潜水或用力运动后导致中、内耳间的外淋巴瘘引发的耳聋。

四、耳鸣（突聋）专用操作方案

除了通用操作方案，耳鸣（突聋）还经常需要采用专用操作方案。

耳鸣（突聋）专用进针点 Px：同侧耳垂下方，斜向后上方进针。

耳鸣（突聋）专用再灌注活动 RAx：按压患者耳垂对面的耳屏，使其听不见 3~5 秒。（图 2-7-1、视频 2-7-1）

视频 2-7-1 耳鸣（突聋）专用操作方案

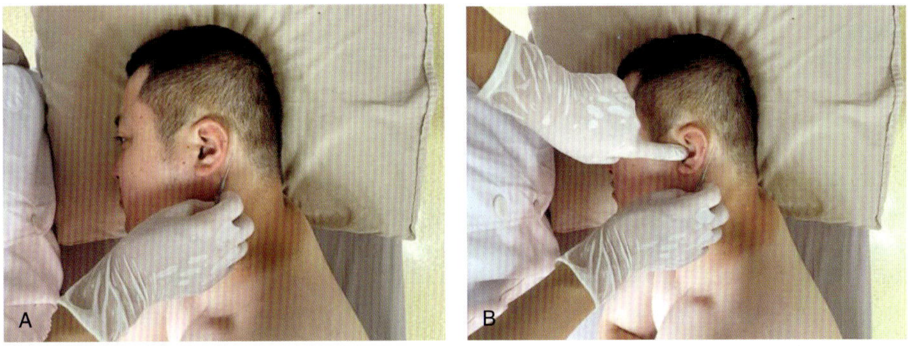

图 2-7-1 耳鸣（突聋）专用进针点 Px（A）、专用再灌注活动 RAx（B）

五、预后及注意事项

（一）预后

对于病程小于 3 个月的单侧耳鸣，如即时效果明显，其预后一般良好。如果耳鸣大于 3 个月，但不伴有焦虑抑郁障碍、睡眠障碍的患者，其预后要好于伴有以上障碍者。

突聋发病急、进展快,就诊越及时临床效果越好,以1周内为宜。伴有眩晕的突聋通常预后较差。听力恢复大多在发生的2周内,超过2周提示预后不良。

(二)注意事项

1. 耳鸣耳聋患者,忌咖啡、酒精等刺激性物质。

2. 教育患者耳鸣总体来说并不是重大健康问题,避免其产生焦虑情绪;睡觉时使用白噪声作为背景音有助于入眠。

3. 耳聋为急症,嘱患者放松心情,保证充分休息及充足睡眠有利于疾病康复。

4. 突聋患者的急性处理:早期运用改善微循环药物及糖皮质激素有积极意义。

第八节 颞下颌关节紊乱病

颞下颌关节紊乱病是颞下颌关节及咀嚼肌群出现的功能、结构与器质性改变的一组疾病,包括咀嚼肌紊乱疾病、颞下颌关节结构紊乱疾病、相关炎性疾病及骨关节病。它是口腔颌面科常见疾病之一,好发于年轻女性。该病与外伤、微小创伤、寒冷刺激、紧咬牙、夜磨牙症、进食硬物、自身免疫反应等因素相关。近年来研究发现,该病与精神、社会心理因素密切相关,如长期精神紧张、注意力高度集中等。浮针医学认为该病的本质还在于相关肌肉的功能性病变导致颞下颌关节咬合、咀嚼等功能异常,正因为如此,浮针治疗本病效果显著。

一、临床表现

耳前区、颌面部持续性疼痛,疼痛为隐痛、钝痛、刺痛、酸胀痛性质,常向颞部、前额、眼部、枕部等处迁延,晨起时疼痛轻微,在开、闭口及咀嚼时加重。咀嚼时可以听见摩擦音。

为了缓解疼痛并顺利开口会出现开口型异常，即进行开口动作前，下颌偏向患侧，此时关节盘复位并出现关节弹响。随着病情的进展，关节弹响逐渐增多并加重。严重者出现颞下颌关节处肿胀、压痛，甚至开口受限。

有时会出现尴尬的一幕，患者在打哈欠、唱歌、大笑、张大口进食、呕吐时突然动作停顿，这时可能出现颞下颌关节半脱位，随着一声弹响，关节又重新复位。

辅助检查：半脱位时 X 线平片可见开口位时髁突位于关节结节的前下方。

二、适应证（本病相关的现代医学病名）

现代医学诊断的颞下颌关节紊乱病、咀嚼肌紊乱疾病、颞下颌关节结构紊乱疾病、颞下颌关节相关炎性疾病、颞下颌关节骨关节病等都属于本节的适应证。如由困难拔牙术或气管插管等引起的颞下颌关节疼痛肿胀也可以参考本节治疗。

三、仅可改善症状的病痛

如由类风湿关节炎等自身免疫性疾病引发，浮针疗法仅可改善相关症状，治疗原发病仍十分必要。

四、禁忌证

1. 牙齿不齐或错颌畸形的。
2. 假牙等不良修复体造成的。
3. 颞下颌关节外伤造成的。
4. 颞下颌关节结构异常造成的。
5. 颞下颌关节处红肿热痛的。

五、颞下颌关节紊乱病专用操作方案

除了通用操作方案，颞下颌关节紊乱病还经常需要采用专用操作方案。

颞下颌关节紊乱病专用进针点 Px：同侧下颌角稍上方，由下向上，朝向颞下颌关节稍内侧进针。

颞下颌关节紊乱病专用再灌注活动 RAx：患者全力张大嘴巴 3~4 秒。（图 2-8-1、视频 2-8-1）

视频 2-8-1 颞下颌关节紊乱病专用操作方案

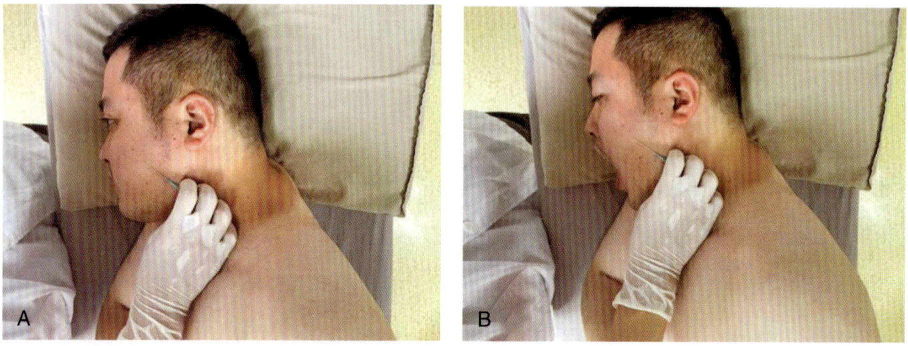

图 2-8-1 颞下颌关节紊乱病专用进针点 Px（A）、专用再灌注活动 RAx（B）

六、预后及注意事项

（一）预后

浮针疗法治疗颞下颌关节紊乱病即时疗效显著，多在 3~5 次而愈，预后良好。如果时常容易精神紧张，不自觉咬牙的患者，还需要辅以相应的心理治疗，以求良好的远期疗效。

（二）注意事项

1. 治疗期间嘱患者进软食，避免食用硬食，让下颌关节得到充分休息。

2. 治疗期间避免行口腔检查或治疗，避免大笑、唱歌、频繁进行咽拭子检查等需要大张口的动作。

3. 配合热敷、按摩等方法放松局部肌肉。

第九节 周围性面瘫

面瘫分为中枢性面瘫和周围性面瘫两大类,中枢性面瘫并非浮针疗法所擅长。而经过大量的临床实践验证,浮针治疗周围性面瘫疗效确切,特别是对顽固性面瘫这一难题,浮针也能取得不错的效果,因此,本节着重对周围性面瘫进行论述。周围性面瘫又称周围性面神经麻痹,由多种原因造成面神经非特异性炎症,继而出现面神经所支配面肌瘫痪而成此病。该病四季都可发病,冬春交替时发病较多见。一般单侧发病,双侧发病少见。病因可能是受凉、上呼吸道感染或病毒感染。

一、临床表现

通常急性发病,前驱症状为起病前几天同侧耳后、耳内或面部疼痛感。如果是带状疱疹病毒感染,耳后、外耳道、鼓膜上会出现疱疹(图 2-9-1)。

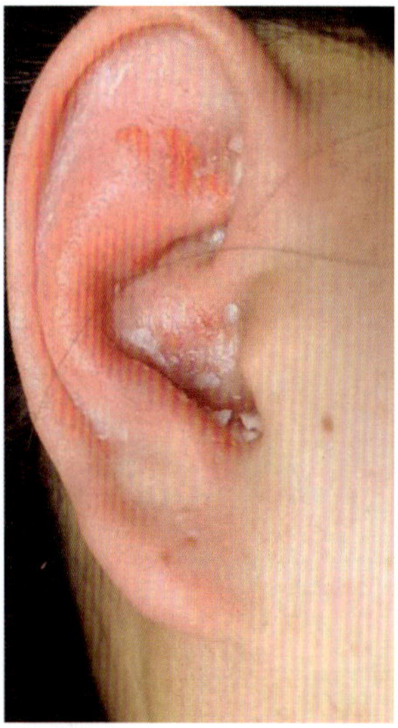

图 2-9-1 外耳道疱疹

往往一觉醒来发现口角向健侧㖞斜,刷牙时漏水,鼓腮漏风,不能皱额、蹙眉、耸鼻、闭眼、露齿。部分患者还伴有舌前 2/3 味觉障碍、流眼泪、流口水、听觉过敏、耳郭及外耳道感觉迟钝,甚至耳鸣、头晕。

一般认为发病前 1~2 周为急性期,相关症状陆续出现并加重,2 周后面瘫症状开始逐渐好转。大部分患者在 1~3 个月内完全恢复。

辅助检查：颅脑磁共振及血液学检查可帮助除外听神经瘤、中耳炎、腮腺疾病等导致的面瘫。肌电图检查对于周围性面瘫的病情评估和康复预判有较大帮助。

二、适应证（本病相关的现代医学病名）

现代医学诊断的周围性面瘫（周围性面神经麻痹）、贝尔面瘫、亨特面瘫等都属于本节的适应证。

三、仅可改善症状的病痛

糖尿病神经病变导致的面瘫，浮针仅可以帮助改善症状，还需要积极治疗原发病。对于颞骨骨折导致的迟发性面瘫可以尝试浮针治疗，但对颞骨骨折本身并没有帮助。

四、禁忌证

1. 伴随偏瘫、偏身感觉障碍的面瘫患者。
2. 颅内肿瘤、颅内感染造成的面瘫，且进行性加重的。
3. 颅脑外伤、手术造成的急性面瘫。
4. 腮腺炎、中耳炎等感染性疾病导致的急性面瘫。
5. 面瘫后遗症期出现口眼联动的。
6. 面瘫后遗症期伴随面肌痉挛的。

五、周围性面瘫专用操作方案

除了通用操作方案，周围性面瘫还经常需要采用专用操作方案。

周围性面瘫专用进针点 Px：同侧下颌角稍上方，外下向内上进针。

周围性面瘫专用再灌注活动 RAx：患者全力鼓嘴、闭眼 3~5 秒。（图 2-9-2、视频 2-9-1）

视频 2-9-1 周围性面瘫专用操作方案

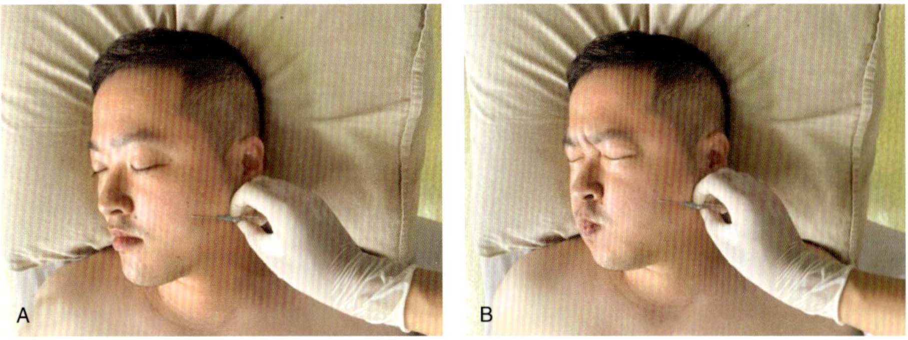

图 2-9-2　周围性面瘫专用进针点 Px（A）、专用再灌注活动 RAx（B）

六、预后及注意事项

（一）预后

根据我们的临床观察，浮针治疗急性面瘫或可以缩短疗程。对于顽固性面瘫甚至可以取得一定的即时疗效，远期疗效也较为肯定。但浮针疗法等外治法具有天花板效应，无法让患者完全恢复。一般情况下，疱疹病毒引起的周围性面瘫，康复相对较慢。

（二）注意事项

1. 向患者着重宣教发病前 1~2 周为急性期，病情不会好转，还可能加重，告诉患者这属于正常疾病发展过程，不必焦虑着急。特别是告知女性患者不要每天照镜子，以免产生不必要的困扰。

2. 急性面瘫患者初诊，建议配合糖皮质激素、甲钴胺等药物治疗，对于确诊病毒感染的患者，配合使用抗病毒药物。

3. 因为面瘫患者存在眼睑闭合不全的情况，因此，角膜处于持续暴露状态，易出现角膜炎，建议采用眼罩覆盖、滴眼药水的方法。

4. 治疗期间避免面部直吹冷风。

5. 配合练习面瘫操、气血操，有助于疾病康复。面瘫操的基本动作包括：皱额、蹙眉、耸鼻、闭眼、露齿、鼓腮、嘟嘴等。面瘫操的练习不拘时间、地点。

第三章
颈肩部病痛

第一节　颈肩部病痛进针前注意事项及通用操作方案

一、颈肩部病痛进针前注意事项

1. 务必排除各病症的禁忌证。

2. 以主动再灌注活动为主，被动再灌注活动亦须轻柔有度，避免过度活动导致损伤。

3. 患者处于放松状态，不放松，不施针。

4. 在上肢进针时注意避开皮下浅静脉。

5. 尽量选择卧位为患者治疗，避免空腹治疗。

6. 每个方向的再灌注活动进行 1 次，每次持续 8 秒左右。

7. 对于颈椎病与落枕类疾病，通用方案进针点选择症状较为严重一侧进针，如两侧症状区别不大，请选关节活动受限较重一侧进针。

二、颈肩部病痛通用操作方案

颈肩部通用进针点 P1：前臂桡侧缘中段，由远端向近端进针，方向

朝向颈肩部。(图 3-1-1)

颈肩部通用再灌注活动 RA1：患者仰卧位，肘关节屈曲，内旋、外旋肩关节，医者分别按住其腕关节前侧、后侧抗阻。患者仰卧位，肘关节伸直，外展肩关节，医者按住其腕关节后侧抗阻。(图 3-1-1、视频 3-1-1)

视频 3-1-1　颈肩部通用操作方案 P1 及 RA1

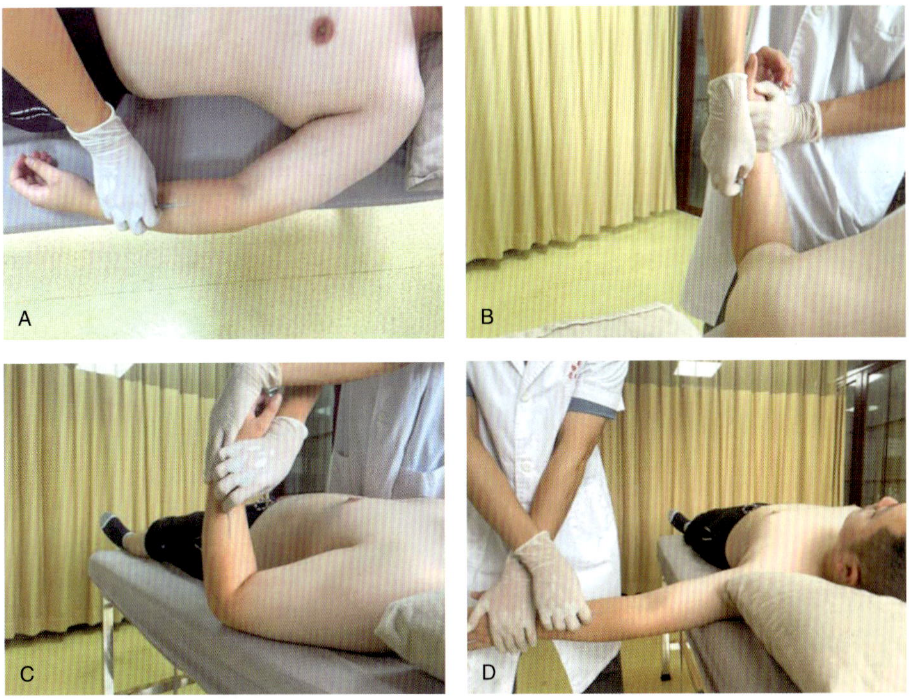

图 3-1-1　颈肩部通用进针点 P1(A)、通用再灌注活动 RA1(B. 内旋肩关节、C. 外旋肩关节、D. 外展肩关节)

颈肩部通用进针点 P2：三角肌后束后侧缘中点，由外向内进针。

颈肩部通用再灌注活动 RA2：患者俯卧位，水平外展、内收肩关节，医者分别按住其肘关节后侧、内侧抗阻。(图 3-1-2、视频 3-1-2)

视频 3-1-2　颈肩部通用操作方案 P2 及 RA2

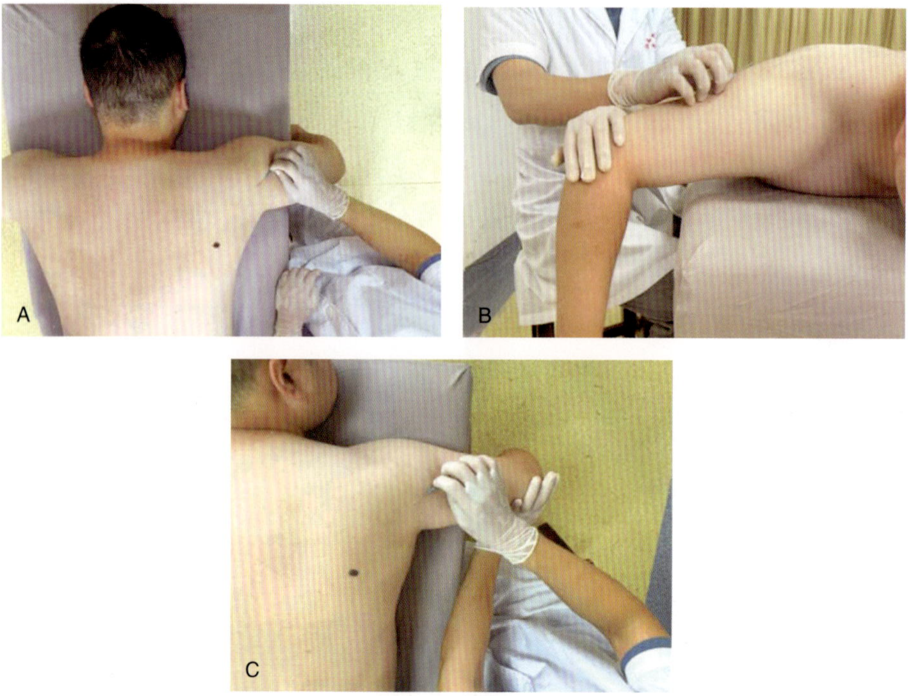

图 3-1-2 颈肩部通用进针点 P2(A)、通用再灌注活动 RA2
(B. 水平外展肩关节、C. 内收肩关节)

第二节 落 枕

落枕又称为失枕，现代医学称为急性颈痛。多发生于青壮年，冬春季多发，近年来由于空调的普及，夏季也成为高发季节。一般认为，落枕是由于睡姿不当、枕头软硬高低不合适等导致颈项部过屈或过伸，颈部肌肉得不到有效承托而无法放松，引起颈项部肌肉痉挛所致，而受凉吹风是最重要的帮凶。我们可以把落枕理解为颈型颈椎病的急性发作。落枕属于典型的肌肉功能异常性疾病，属于浮针的“菜”。

一、临床表现

发病前多有受凉、淋雨、熬夜、饮酒、劳累史，很大一部分反复落枕患者平素就有颈部劳损病史。患者多主诉“一觉醒来颈项部一侧疼痛僵硬”，疼痛部位明确，疼痛向后枕部、肩背部牵扯。因为护痛不敢活动颈部，特征性的表现为头颈部固定于一个特定姿势或角度，用身体活动代偿颈部活动，以勉强应付日常生活工作。

落枕严重者，咳嗽时会加重症状，甚至影响饮食吞咽，走路时常常需要用手固定着脖子，以防走路震动加重症状。

体征：颈项部肌肉僵硬、压痛，颈项部旋转、侧屈、屈伸等功能部分受限。

辅助检查：颈椎 CT、MRI 多无阳性发现，部分患者可能有颈椎退行性改变、颈椎生理曲度变直。

临床上落枕的诊断常常以症状和体征为主要依据，医生根据患者主诉，结合关节活动度评估和患者之前类似情况的看诊经历，经验性做出诊断：落枕。

二、适应证（本病相关的现代医学病名）

现代医学诊断的落枕、急性颈痛、颈背部肌筋膜炎、颈肌劳损等都属于本节的适应证。

三、禁忌证

1. 孕妇，尤其在孕期前 3 个月。
2. 急性期，病程在 1 天内的患者。
3. 伴有头颈部骨折者。
4. 伴有短期内双下肢进行性麻木无力，出现脚踩棉花感的患者。
5. 伴有低热、盗汗，近期体重下降者。
6. 有明显局部外伤史者。

四、落枕专用操作方案

除了通用操作方案，落枕还经常需要采用专用操作方案。

落枕专用进针点 Px：肩胛骨内上角水平，后正中线旁开 3~5cm 处进针，方向由内下向外上。

落枕专用再灌注活动 RAx：患者俯卧位，仰头，医者轻按其后枕部抗阻。（图 3-2-1、视频 3-2-1）

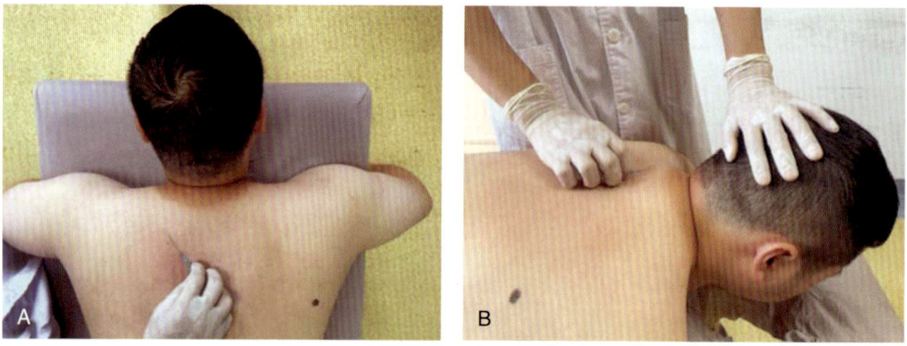

图 3-2-1 落枕专用进针点 Px（A）、专用再灌注活动 RAx（B）

视频 3-2-1 落枕专用操作方案

五、预后及注意事项

（一）预后

浮针治疗落枕即时效果显著，常常 1~3 次而愈，预后良好。对于反复落枕患者，可能业已存在颈部肌肉劳损，因此需要增加治疗次数；并且存在复发可能。

（二）注意事项

1. 对于病程超过 1 周的患者不除外顽固性颈椎病的可能，注意完善相关辅助检查。

2. 对于疼痛范围较广，活动受限明显的患者，首次治疗可进行柔和的扫散，左手反复轻柔地触压局部肌肉，配合患者在无痛范围内主动地活动头颈部，逐渐缓解疼痛，改善颈部关节活动度。

3. 挑选合适的人体工程学枕头，挑选的宗旨为仰卧或侧卧时枕头都能给予颈项部足够的支撑，让颈项部肌肉得以充分放松。

4. 对于反复落枕、颈肩部不适且需要经常出差的患者，建议带上自己习惯的枕头。

5. 平素工作生活学习时避免使颈项部长期保持同一个姿势，每半小时活动 1~3 分钟，或者配合气血操锻炼。

6. 注意颈项部保暖，避免空调直吹或设置过低的温度。

第三节　颈　椎　病

颈椎病是骨科、针灸科、康复科常见疾病。现代主流医学认为颈椎病是由于颈椎间盘退变及其继发改变影响其周围的脊髓、血管、神经等组织所致，而引发诸如疼痛、麻木、头晕、功能受限等一系列症状和体征。然而，近年来越来越多的证据表明影像学所示的颈椎间盘退变、膨出、突出等改变与临床症状之间不存在一一对应的因果关系，许多临床症状典型的患者，影像学表现可能正常[1]。浮针医学认为：颈椎病各种不同的临床表现，是由于不同病理性紧张的肌肉影响到不同组织器官所致。也就是说，除了部分椎间盘突出直接压迫脊髓外，影响血管、神经的原因不是颈椎间盘本身，而是病理性紧张的肌肉。

一、临床表现

颈项肩背部疼痛：疼痛性质多为酸胀痛，有时也可表现为牵扯痛、紧束感。

麻木：颈、肩、臂及部分手指麻木，大多以远端肢体麻木为主。

功能受限：前屈、后伸、侧屈、左旋、右旋、耸肩等一个或多个方向活动受限。

---

[1] 中华外科杂志编辑部．颈椎病的分型、诊断及非手术治疗专家共识（2018）［J］．中华外科杂志，2018，56（6）：401-402.

头晕头痛：头晕，头部昏沉感、紧箍感，头胀痛。位置多在前额、后枕部、两侧颞部。

其他症状：视物模糊、干眼、耳鸣、听力下降、心慌胸闷、鼻塞、咽部异物感、喑哑、失眠等。

体征：颈项部、肩背部肌肉僵硬痉挛、压痛，颈肩部活动不同程度功能受限。

辅助检查：颈椎X线片、CT、MRI示颈椎退行性改变，黄韧带骨化，颈椎间盘膨出、突出，脊髓受压等表现。

二、适应证（本病相关的现代医学病名）

现代医学诊断的颈椎病（颈型颈椎病、神经根型颈椎病、椎动脉型颈椎病、交感型颈椎病）、颈椎间盘突出症、颈肩综合征、颈椎退行性关节炎、颈椎退行性变等都属于本节的适应证。

三、禁忌证

1. 孕妇，尤其在孕期前3个月。
2. 有明显神经损伤的情况，如双上肢或下肢麻木无力、二便障碍、腱反射亢进、浅反射减弱或消失。
3. 伴有头颈部局部骨折者。
4. 伴有肿瘤者。
5. 伴有低热、盗汗等症状者。

四、颈椎病专用操作方案

除了通用操作方案，颈椎病还经常需要采用专用操作方案。

颈椎病专用进针点Px：后发际线下1cm水平线与后正中线交点旁开1.5cm处；平行后发际线水平，由内向外进针。

颈椎病专用再灌注活动RAx：患者俯卧位，仰头，医者轻按其后枕部抗阻。（图3-3-1、视频3-3-1）

视频3-3-1 颈椎病专用操作方案

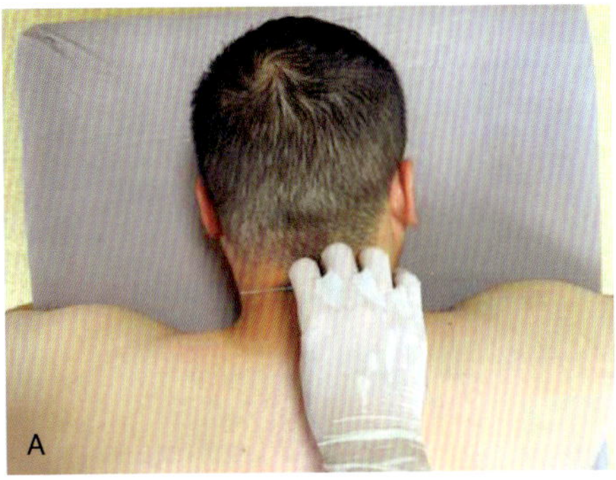

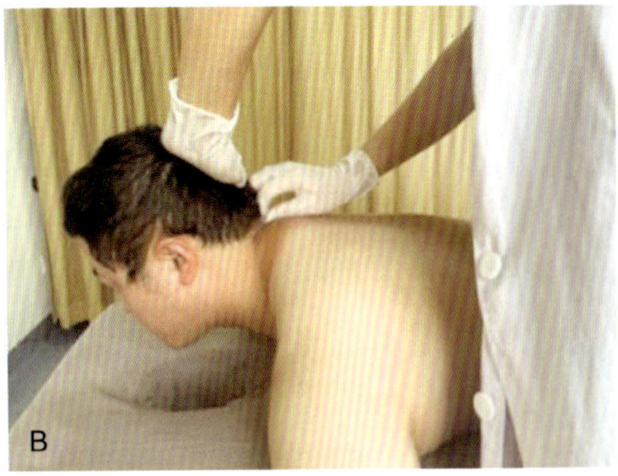

图 3-3-1　颈椎病专用进针点 Px（A）、专用再灌注活动 RAx（B）

五、预后及注意事项

（一）预后

颈椎病属于浮针疗法的优势病症，对于颈项部疼痛、麻木，头晕，功能受限等症状即时效果良好，预后良好。但颈椎病的诱发加重因素常见，必须严格遵守医嘱才能保持长期疗效。

（二）注意事项

1. 对于需要长时间办公的人群，需要养成适时休息的习惯，避免长期保持同一个姿势伏案工作，配合气血操、颈椎操、颈部肌肉拉伸、吊单杠等活动，有利于本病的康复及预防。可以多喝开水，借排尿或接水的时机走动一下。

2. 使用高度适合的座椅与办公桌，目标是让双肩关节自然下垂放松并且不前屈，同时肘关节屈肘约 90° 且有适当支撑。避免不自然地耸肩含胸，引起斜方肌、胸大肌紧张。屏幕向后倾斜，屏幕的上沿与视线大致平齐，屏幕与眼睛的距离大概为上肢伸直的长度。膝关节屈曲约 90°，双下肢自然放置于地面。（图 3-3-2）

3. 避免长时间坐或半躺在床上看书、看电视、玩手机，避免长时间打麻将、散步，总之，避免颈肩部长时间保持同一姿势或反复做一个动作。

4. 保证足够的户外活动时间，户外活动可以全面地放松身心，增加氧气摄入，缓解焦虑紧张情绪。

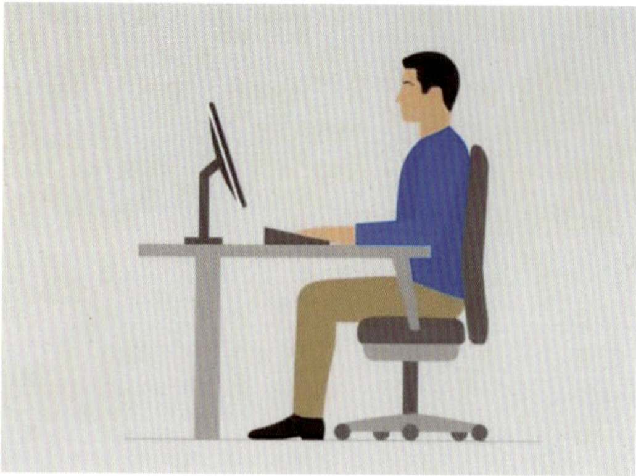

图 3-3-2 人体工学坐姿

5. 急性发病期可以配合热敷和按摩疗法，注意颈项部保暖。

第四节 肩 周 炎

肩周炎全称粘连性肩关节囊炎，又名冻结肩、五十肩。中医称为“漏肩风”。好发于中老年，女性多于男性。肩周炎病因并不明确，很大一部分人群并无明确病因。少部分与颈椎病、糖尿病、甲状腺功能异常、心血管疾病有关，特别与糖尿病关系密切，研究表明，一般人群肩周炎的患病率大概在 3%~5%，而糖尿病人群的患病率高达 20%[1]。特别是年龄在三四十岁左右的肩周炎患者，患有糖尿病的可能性较高，注意排查。此外，肩部外伤、长期制动、脑卒中、自身免疫系统疾病、帕金森病也是肩周炎的诱发因素。肩周炎是一种自限性疾病，但病程长达半年至两年，因此需要积极进行干预。

一、临床表现

肩周炎的病程大致分为三个阶段：上升期、平台期、下降期，也称为疼痛期、僵硬期、缓解期。如何区分三个阶段呢？

1 梁倩倩，张霆．肩周炎中西医结合诊疗专家共识［J］. 世界中医药，2023，18（7）：911-917.

疼痛期：肩关节疼痛逐渐加重，从只有夜间疼痛逐步发展为全天、全方位的肩关节周围疼痛。疼痛常常因受凉、劳累、夜间翻身而加重，痛如刀割。肩关节僵硬逐步出现，但不明显。部分患者肩背部怕冷症状显著，需要常年披着坎肩方感舒适。

僵硬期：疼痛不再加重或逐步改善。肩关节僵硬仍旧存在并逐步加重，肩关节的活动范围逐渐变小，导致梳头、扎辫子、穿脱衣物、掏上衣口袋、吃饭等动作无法完成。由于僵硬期的时间过长，肩关节周围肌肉可能出现失用性萎缩。

缓解期：肩关节疼痛、僵硬逐渐好转，肩关节活动范围也慢慢恢复。

体征：肩关节周围压痛，肩关节前屈、后伸、外展、外旋等多个方向活动受限。

辅助检查：肩关节X线片多无阳性变化，可帮助除外骨折、脱位、肿瘤等。肩关节磁共振或肌骨超声可帮助除外肩袖损伤、肩关节积液、肿瘤等。

二、适应证（本病相关的现代医学病名）

现代医学诊断的肩周炎等属于本节的适应证。

三、仅可改善症状的病痛

对于由类风湿关节炎等自身免疫系统疾病、糖尿病、帕金森病、甲状腺疾病诱发的肩周炎，在积极治疗并控制原发疾病的基础上，浮针疗法可以改善相关症状。卒中后肩痛也可以参考本节治疗，可以减轻疼痛，改善肩关节功能。

四、禁忌证

1. 伴肩关节感染或感染后继发的冻结肩。

2. 肩关节骨折后制动，骨折尚未愈合者。

3. 合并糖尿病、甲状腺疾病等全身性疾病或类风湿关节炎等自身免疫系统疾病控制不佳者。

另：浮针治疗肩周炎起效慢、疗程相对长，不建议初学者治疗本病。

五、肩周炎专用操作方案

除了通用操作方案，肩周炎还经常需要采用专用操作方案。

肩周炎专用进针点 Px：患侧腋后线和乳头水平线交点，由外下向内上方进针。

肩周炎专用再灌注活动 RAx：患者取侧卧位，肩关节内收内旋，医者按住其腕关节前侧抗阻。（图 3-4-1、视频 3-4-1）

视频 3-4-1 肩周炎专用操作方案

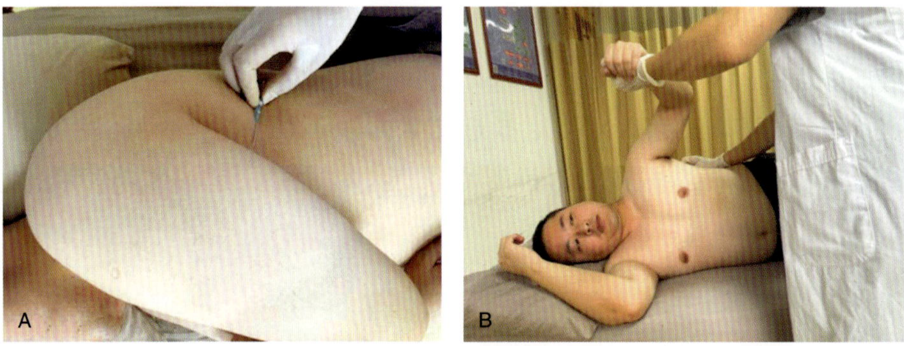

图 3-4-1 肩周炎专用进针点 Px（A）、专用再灌注活动 RAx（B）

六、预后及注意事项

（一）预后

浮针治疗肩周炎的效果与疾病本身所处阶段关系密切。处于疼痛期的患者，疼痛症状明显并逐渐加重，这期间浮针的介入仅可以局部短暂地解除患者痛苦，治疗后症状往往反复或加重。而处于缓解期的患者，无论是疼痛还是关节功能受限的症状都趋于好转，此期间浮针介入，往往可以达到事半功倍的效果。正如前文所说，对于肩周炎的治疗，并不建议浮针初学者尝试。如果尝试，建议在缓解期，也就是下降期介入为宜。

（二）注意事项

1. 对处于疼痛期（上升期）的患者，在治疗期间可使肘关节屈曲，使用绷带或丝巾将肩关节悬吊至前臂处于腹前位置，有助于放松肩关节周围肌肉群。

2. 配合肩关节功能锻炼，如爬墙法、梳头法、画圈法、后伸摸背牵引法（图 3-4-2），锻炼时可以产生适度的能够耐受的疼痛，但以不引起剧烈疼痛为宜。

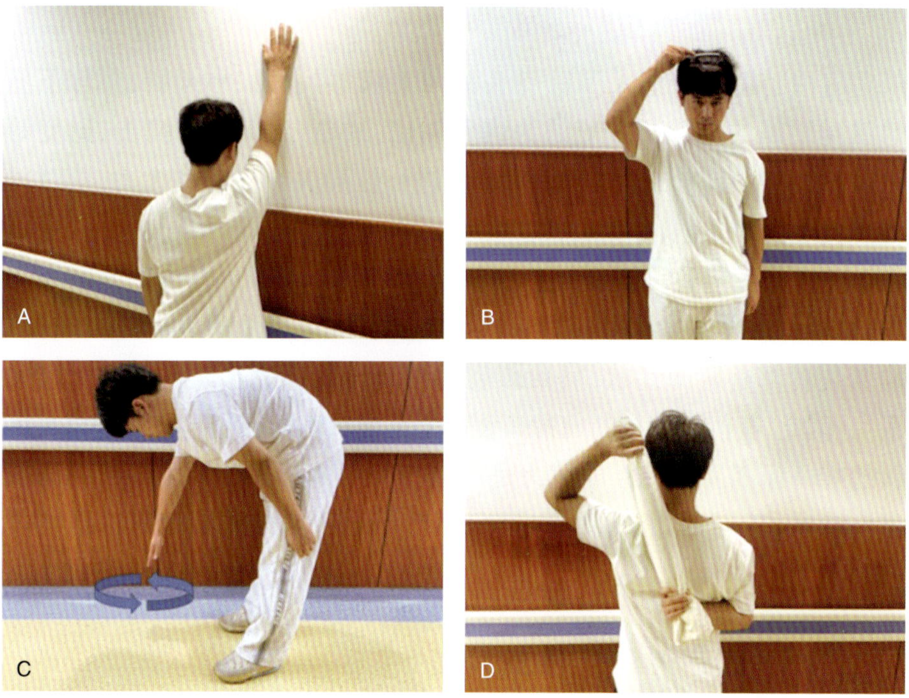

图 3-4-2　爬墙法（A）、梳头法（B）、画圈法（C）、后伸摸背牵引法（D）

3. 注意肩关节保暖。特别是夏季，避免睡在空调房内，保持微微出汗状态有益于肩关节血液循环。

4. 对于疼痛剧烈且持续、难以入睡的患者，建议短期使用非甾体抗炎药。

5. 合并糖尿病和甲状腺疾病等血环境不良时，治疗过程中更容易出现病情反复的现象。

6. 对于严重的肩周炎夜间疼痛，伴有或不伴有咳嗽、体重下降，治疗后反复明显者，注意排除肺部肿瘤。

7. 治疗过程中病情日渐好转，但突然症状加重者，注意排除吹空调受凉或感冒所致。

第五节 肩袖损伤

肩袖是覆盖于肩关节肱骨头的冈上肌、冈下肌、小圆肌、肩胛下肌的肌腱组织的总称。一般认为由于创伤、缺血、肩部慢性撞击、退变等原因导致肩袖部分或完全撕裂，造成进行性肩关节疼痛和无力，同时伴有肩关节活动受限，即为肩袖损伤。

随着年龄增长，肩袖损伤发病率逐渐升高，60 岁人群中的发病率为 20%，70 岁人群的发病率高达 31%[1]。近年来许多证据表明，并非所有肩袖撕裂者都有肩部症状，肩袖撕裂的程度与肩部症状并不存在对应关系[2]。因此，我们可以推断肩袖撕裂并不是导致肩袖损伤这一疾病相关症状的唯一原因。浮针医学认为是肩袖相关肌肉病理性紧张导致的肩袖损伤症状，正因为如此，物理疗法、浮针等非手术疗法治疗肩袖损伤才有用武之地。

一、临床表现

小部分肩袖损伤患者于肩关节急性损伤之后突然发病，大多数肩袖损伤没有明确的外伤史，常有慢性劳损病史，表现为隐匿性进行性肩关节疼痛和活动无力，有时受凉后出现明显症状。疼痛常常在肩关节活动时出现，或表现为夜间静息痛，并可能迁延至肩关节周缘或三角肌止点区域。

发病早期，肩关节因为疼痛主动活动受限，肩关节的被动活动度能够保留。在肩关节活动至某个角度时出现疼痛或无力，在医生或健侧

---

[1] TEMPELHOF S，RUPP S，SEIL R. Age-related prevalence of rotator cuff tears in asymptomatic shoulders［J］. Journal of Shoulder and Elbow Surgery，1999，8（4）：296-299.

[2] BEDI A，BISHOP J，KEENER J，et al. Rotator cuff tears［J］. Nature Reviews Disease Primers，2024，10（1）：8.

手的帮助下患肢可以突破该角度完成整个动作，临床以外展、屈曲活动受限或无力感为主。随着病程的进展或损伤的进一步加重，可能合并发生粘连性关节囊炎，导致被动活动受到影响。

体征：肩关节周缘压痛，外展、前屈等方向活动障碍。

1. 冈上肌损伤：空杯试验、0 度外展抗阻试验、疼痛弧试验、落臂试验阳性。

2. 冈下肌与小圆肌损伤：坠落试验、外旋抗阻试验阳性。

3. 肩胛下肌损伤：拿破仑试验、熊抱试验阳性。

辅助检查：肩关节磁共振、肌骨超声属于无创检查，可以查看肩关节炎症程度、肩袖结构、损伤部位、损伤程度、积液情况，以评估病情、协助诊断。关节镜属于有创检查，是肩袖损伤诊断的金标准。

二、适应证（本病相关的现代医学病名）

现代医学诊断的肩袖损伤、肩袖部分撕裂、肩袖全层撕裂范围 ≤ 3cm 等都属于本节的适应证。

三、仅可改善症状的病痛

严格来讲，浮针疗法并不能马上让肩袖撕裂恢复如初，只能解决肩关节疼痛、无力、主动功能活动受限的问题。目前也并没有证据表明浮针疗法可以促进损伤肩袖的修复。

四、禁忌证

1. 伴巨大全层肩袖撕裂，撕裂范围 >4cm，肩关节不能主动完成上举 90° 的患者（落臂试验阳性）。

2. 有明显外伤史，急性肩痛无力者。

3. 影像学示肩袖撕裂，但无明显临床症状者。

4. 肩关节骨折、脱位者。

五、肩袖损伤专用操作方案

除了通用操作方案，肩袖损伤还经常需要采用专用操作方案。

肩袖损伤专用进针点 Px：患侧腋中线上，腋窝下方大概 7~8cm，针尖指向后上方。

肩袖损伤专用再灌注活动 RAx：患者坐位，肩关节外展大概 60°，然后后伸，医者按住其肘关节后侧抗阻。（图 3-5-1、视频 3-5-1）

视频 3-5-1 肩袖损伤专用操作方案

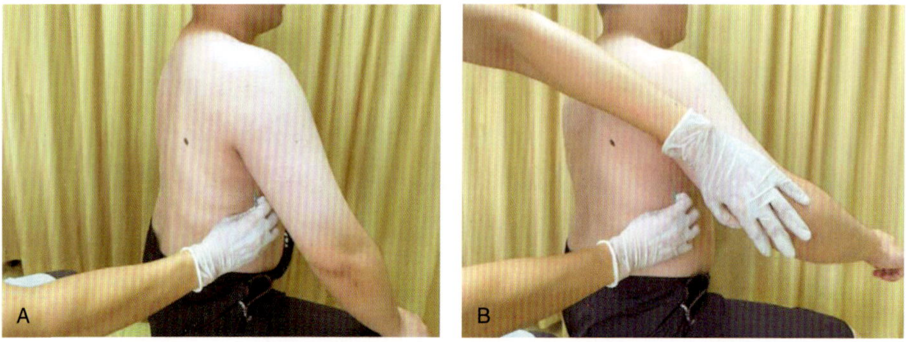

图 3-5-1 肩袖损伤专用进针点 Px（A）、专用再灌注活动 RAx（B）

六、预后及注意事项

（一）预后

对于慢性隐匿性肩袖损伤，浮针治疗效果较好，预后良好。对于急性肩袖损伤，需避免过度再灌注活动引起新的损伤，以扫散和被动活动的再灌注为主，缓缓收功。

（二）注意事项

1. 将患肢悬吊于腹前，使患肢充分休息，有助于肩袖修复。

2. 如果浮针治疗 3 次后完全无效，建议进一步完善检查，判断是否存在未发现的巨大撕裂。但是患者大可放心，此时再进行手术治疗，手术效果差别不大。

3. 进行必要的功能锻炼，在不痛范围内练习外展、前屈、内旋、外旋、上旋肩关节及屈曲肘关节活动。

4. 避免受凉或拎重物，以防病情加重。

5. 严禁暴力性牵拉肩关节，以防加重肩袖损伤。

第四章
上肢部病痛

第一节　上肢部病痛进针前注意事项及通用操作方案

一、上肢部病痛进针前注意事项

1. 在治疗前务必明确诊断，排除骨折、脱位、肌腱断裂、神经损伤等状况。

2. 治疗时确保患者相关部位处于放松状态，再灌注活动力量应适宜。

3. 治疗后嘱患者避免可引起症状复发或加重的因素：劳累、受凉、长时间保持同一个姿势或重复同一个动作等。

4. 尽量选择仰卧位为患者进行治疗，防止治疗期间患者目睹进针过程，增加不必要的紧张情绪，甚至出现晕针现象。

5. 在前臂进针时注意避开皮下浅表静脉。

6. 每个方向的再灌注活动进行 1 次，每次持续 8 秒左右。

二、上肢部病痛通用操作方案

上肢部通用进针点 P1：前臂桡侧缘中段，由远端向近端进针。

上肢部通用再灌注活动 RA1：患者前臂中立位屈曲肘关节，医者按住其前臂桡侧缘屈肘抗阻。（图 4-1-1、视频 4-1-1）

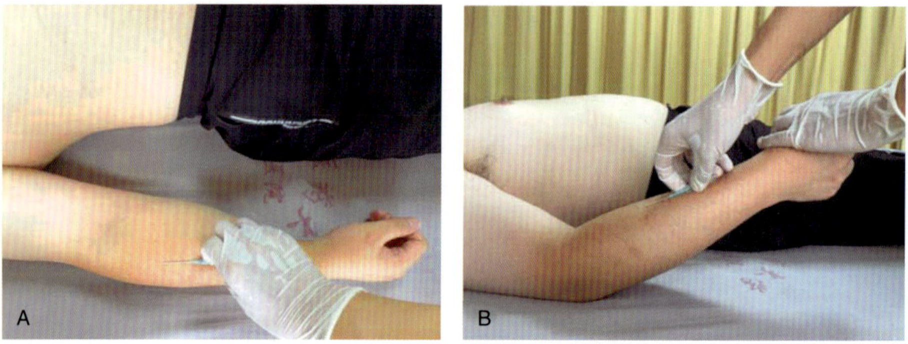

图 4-1-1 上肢部通用进针点 P1（A）、通用再灌注活动 RA1（B）

上肢部通用进针点 P2：前臂前侧中央，由远端向近端进针。

上肢部通用再灌注活动 RA2：患者屈曲指间关节、掌指关节及肘关节，医者按住其第 2 至第 4 指掌面抗阻。（图 4-1-2、视频 4-1-2）

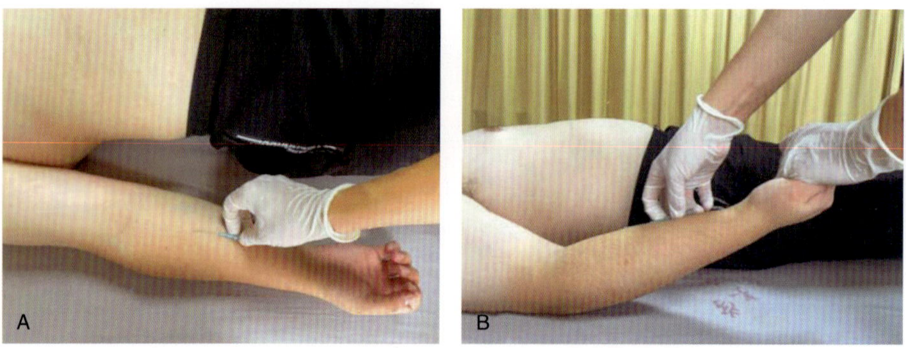

图 4-1-2 上肢部通用进针点 P2（A）、通用再灌注活动 RA2（B）

视频 4-1-1 上肢部病痛通用操作方案 P1 及 RA1

视频 4-1-2 上肢部病痛通用操作方案 P2 及 RA2

第二节 网 球 肘

网球肘又名肱骨外上髁炎,中医称为“肘劳”。普遍认为是由于附着于肱骨外上髁的桡侧腕长伸肌、桡侧腕短伸肌肌腱炎症或损伤引发。网球肘并非只见于网球运动员,凡是需要前臂反复内旋、外旋,腕关节、肘关节反复屈伸,或前臂肌肉持续静力性收缩动作者都易患本病。因此,手工劳动者、厨师、家庭主妇也好发本病。浮针医学认为,肱骨外上髁炎并非所谓“炎症”,而是肌肉功能异常性疾病,所以浮针治疗本病往往效果显著。

一、临床表现

肱骨外上髁附近疼痛为网球肘最主要的临床表现,发病初始疼痛仅表现为隐痛,而后疼痛逐渐加重,呈持续性酸胀样疼痛。拧毛巾、旋转门把手、拧螺丝、炒菜、提重物时疼痛明显,甚至疼痛可以蔓延至上臂、前臂及腕部。

因为护痛,腕关节背伸、前臂旋前、屈肘等动作受限。病程日久可表现为上述动作的无力感,阴雨天或受凉后局部疼痛加重。

体征:肱骨外上髁或肱桡关节处有明显的压痛点,或伴有局部肿胀,多无局部皮肤发红发烫。前臂伸肌紧张僵硬,前臂伸肌紧张试验阳性:肘关节屈曲,前臂旋前、腕关节屈曲体位,然后嘱患者伸腕并抗阻,诱发肱骨外上髁附近疼痛(反手掰手腕疼痛)。有时会出现手指伸直状态用力伸肘疼痛加重。

辅助检查:X 线片多无阳性变化,病程日久者可见肱骨外上髁附近骨膜钙化点,甚至骨刺形成。部分顽固性网球肘磁共振检查发现肘关节积液。

二、适应证(本病相关的现代医学病名)

现代医学诊断的网球肘(肱骨外上髁炎)、肱骨外上髁综合征、肱骨外上髁骨膜炎都属于本节适应证。

三、仅可改善症状的病痛

对于部分因类风湿关节炎等结缔组织病或痛风性关节炎引发的肘关节外侧疼痛，在非活动期，浮针疗法可以解除疼痛与部分功能障碍，但不能治疗原发病本身。

四、禁忌证

1. 肱骨外上髁局部红肿热痛者。
2. 肘关节内有明显积液者。
3. 近期采用激素封闭治疗者。
4. 有急性外伤史而诊断不明确的患者。

五、网球肘专用操作方案

除了通用操作方案，网球肘还经常需要采用专用操作方案。

网球肘专用进针点 Px：前臂外侧缘中点，由远向近朝向肱骨外上髁或肱三头肌方向进针。

网球肘专用再灌注活动 RAx：患者双手用力拧毛巾。（图 4-2-1、视频 4-2-1）

视频 4-2-1 网球肘专用操作方案

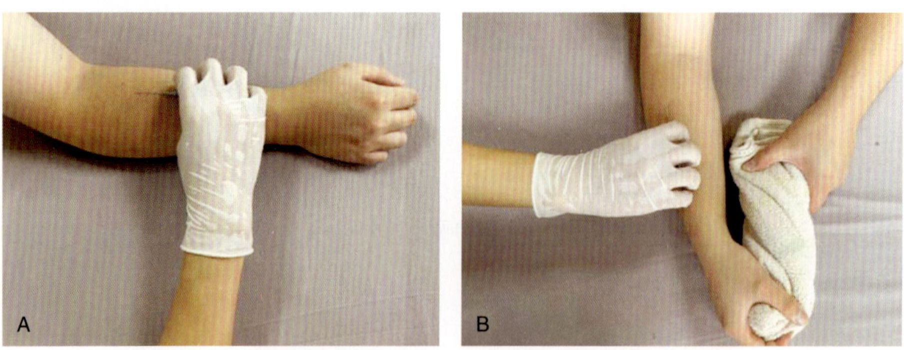

图 4-2-1 网球肘专用进针点 Px（A）、专用再灌注活动 RAx（B）

六、预后及注意事项

(一) 预后

浮针因网球肘而发明，网球肘的浮针治疗疗效确切，即时效果明显，大多于3~5次后痊愈，预后良好。对于病程日久的患者，由于护痛患肢长期处于失用的状态，使得患侧肩关节甚至颈背部肌肉功能受损，此时浮针疗程需要相应延长，治疗范围也需要相应扩大，才能取得满意的远期疗效。

(二) 注意事项

1. 治疗期间避免拧毛巾、提重物，避免长时间保持同一个姿势持物，如炒菜，持握手机、鼠标等。避免重复的、长时间的肘关节及腕关节活动。

2. 推荐进行悬吊单杠运动，既可以练习前臂的抓握力，又可拉伸上肢和颈肩部的相关肌肉。

3. 随着疼痛缓解，可循序渐进地进行轻缓的前臂伸肌和屈肌抗阻力锻炼。

4. 注重患肢的保暖，避免在空调房内待过长时间。

5. 配合气血操锻炼有助于全身气血的运行。

6. 部分顽固性网球肘患者，其症状和颈椎病有一定关系，切莫遗漏治疗。

第三节　高尔夫球肘

高尔夫球肘又称为肱骨内上髁炎。普遍认为是由于附着于肱骨内上髁的桡侧腕屈肌、指屈肌群、旋前圆肌肌腱炎症或损伤引发。高尔夫球肘并非只见于高尔夫球运动员，凡是需要重复进行前臂内旋、外旋及腕关节强力屈曲动作者，都易患此病。部分患者因为跌倒时手掌撑地而诱发。本病好发于砌砖、打锤、打字等劳动者，也好发于高尔夫球运动员及投掷类运动员。浮针医学认为，本病并非所谓“炎症”导致，而是肌肉功能异常性疾病，因此，高尔夫球肘属于浮针的“拿手好菜”。

一、临床表现

肱骨内上髁附近疼痛，当腕部屈曲或前臂抵抗阻力旋前时疼痛明显。初期疼痛仅表现为持续性隐痛，随着病程延长，逐渐加剧为胀痛、刺痛，并向前臂、上臂内侧放射。

因为护痛，屈曲腕关节、前臂旋前等动作受限。病程日久可表现为上述动作的无力感，阴雨天或受凉后局部疼痛加重。

体征：肱骨内上髁附近压痛明显，局部无红肿。肘关节伸直并握拳，屈腕并旋前前臂可诱发肘关节内侧疼痛。

辅助检查：X线片多无阳性变化，可以排除骨折、肿瘤等器质性病变。

二、适应证（本病相关的现代医学病名）

现代医学诊断的高尔夫球肘（肱骨内上髁炎）、投掷肘都属于本节适应证。

三、仅可改善症状的病痛

对于部分因类风湿关节炎等结缔组织病或痛风性关节炎引发的肘关节内侧疼痛，在非活动期，浮针疗法可以解除疼痛与部分功能障碍，对原发病本身没有治疗作用。

四、禁忌证

1. 肱骨内上髁局部红肿热痛者。
2. 肘关节内有明显积液者。
3. 近期采用激素封闭治疗者。
4. 有急性外伤史而没有明确诊断者。

五、高尔夫球肘专用操作方案

除了通用操作方案，高尔夫球肘还经常需要采用专用操作方案。

高尔夫球肘专用进针点 Px：前臂尺侧下 1/3，由远向近进针。

高尔夫球肘专用再灌注活动 RAx：患者屈曲腕关节并尺偏，医者握其手掌抗阻。（图 4-3-1、视频 4-3-1）

视频 4-3-1　高尔夫球肘专用操作方案

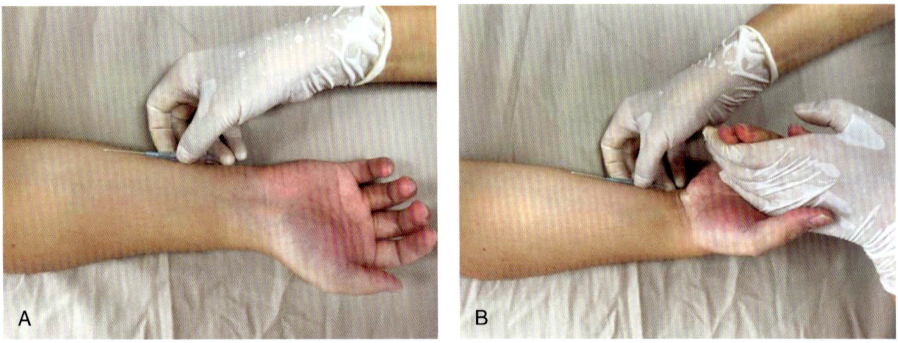

图 4-3-1　高尔夫球肘专用进针点 Px（A）、专用再灌注活动 RAx（B）

六、预后及注意事项

（一）预后

浮针治疗高尔夫球肘往往即时效果不错，大多于 3~5 次后痊愈，预后良好。对于病程日久的患者，由于护痛患肢长期处于失用的状态，使得患侧肩关节甚至颈背部肌肉受损，此时浮针疗程需要相应延长，治疗范围也需要相应扩大至颈背部，才能取得满意的疗效。

（二）注意事项

1. 治疗期间避免打字、打锤及投掷类运动，避免使上肢长时间保持同一个姿势。避免重复的、长时间的肘关节及腕关节活动。

2. 随着疼痛缓解，可进行循序渐进的、轻缓的腕关节尺偏、桡偏、屈曲抗阻力锻炼，以及握力器训练。

3. 注重患肢的保暖，避免在空调房内待过长时间。

4. 配合气血操锻炼有助于全身气血的运行。

第四节 拇指狭窄性腱鞘炎

拇指狭窄性腱鞘炎又名扳机指、弹响指。现代医学认为本病系拇长屈肌腱在腱鞘内反复摩擦，导致肌腱及腱鞘水肿、变性、增厚形成狭窄，进而引起肌腱滑动受阻所致，严重影响日常生活工作。本病好发于需要拇指长期快速屈伸活动者，如织毛衣、管弦乐的练习或演奏、电脑打字等。此外，类风湿关节炎及产后、病后虚弱无力者，也易患此病。浮针医学认为，引起拇指狭窄性腱鞘炎症状的并非所谓“炎症”，本病是肌肉功能异常性疾病，所以浮针治疗本病往往效果不错。对于桡骨茎突狭窄性腱鞘炎，浮针医学也持同样的看法，请大家参考。

一、临床表现

疼痛、弹响、卡顿是本病的主要临床特征。

发病初始感第 1 掌指关节附近僵硬、疼痛，活动可缓解。随着疾病的发展，逐渐出现第 1 掌指关节疼痛加重，屈伸活动时有明显的卡顿感，强行屈伸活动时伴弹响声。严重者患指不敢活动，甚至屈曲受限。

体征：第 1 掌指关节掌侧横纹中间有明显的痛性结节，局部无红肿。

辅助检查：超声检查可见腱鞘局部增厚、肌腱密度不均等改变。

二、适应证（本病相关的现代医学病名）

现代医学诊断的拇指狭窄性腱鞘炎、拇指屈指肌腱狭窄性腱鞘炎都属于本节的适应证。发生于中指、环指、示指、小指的狭窄性腱鞘炎也可以参考本节进行治疗。

三、仅可改善症状的病痛

合并类风湿关节炎等结缔组织病或由痛风性关节炎引发的掌指关

节疼痛，在非活动期，浮针疗法可以解除疼痛与部分功能障碍，但不能治疗原发病本身。

四、禁忌证

1. 先天性拇指狭窄性腱鞘炎。
2. 局部红肿热痛者。
3. 掌指关节内有明显积液者。
4. 近期采用激素封闭治疗者。
5. 有急性外伤史而没有明确诊断者。

五、拇指狭窄性腱鞘炎专用操作方案

除了通用操作方案，拇指狭窄性腱鞘炎还经常需要采用专用操作方案。

拇指狭窄性腱鞘炎专用进针点 Px：前臂前侧中央偏桡侧缘，由近端向远端进针。

拇指狭窄性腱鞘炎专用再灌注活动 RAx：患者拇指屈曲，医者压其拇指远端掌侧抗阻。（图 4-4-1、视频 4-4-1）

视频 4-4-1 拇指狭窄性腱鞘炎专用操作方案

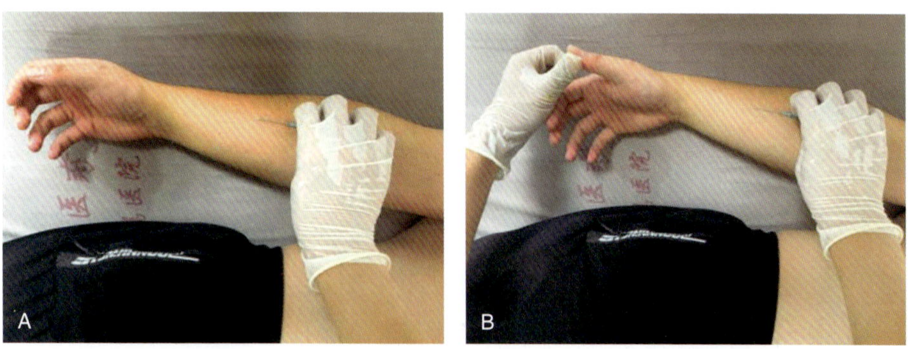

图 4-4-1 拇指狭窄性腱鞘炎专用进针点 Px（A）、专用再灌注活动 RAx（B）

另注：中指、环指、示指、小指的狭窄性腱鞘炎，进针点：前臂前侧中央，由近端向远端；再灌注活动：患者患指屈曲，医者压患指掌侧抗阻。

六、预后及注意事项

(一) 预后

浮针治疗拇指狭窄性腱鞘炎即时疗效不错,大多于 3~5 次后痊愈。如避免织毛衣、管弦乐练习或电脑打字等诱发因素,远期疗效满意。

(二) 注意事项

1. 治疗期间避免拇指操作手机、织毛衣、管弦乐的练习或演奏、电脑打字等需要拇指反复长期屈伸的活动。严重者早期可以限制拇指的屈伸活动。

2. 对于产后、病后体虚患者,配合气血操锻炼有助于全身气血运行。

3. 随着疼痛缓解,可进行循序渐进的、轻缓的拇指屈伸抗阻力训练。

4. 注重患肢的保暖,避免潮湿寒冷的环境。特别夏季,需要避免在空调房内待过长时间。

5. 如合并糖尿病等血环境不良基础病,则病情易反复,需要一定的康复过程。

6. 部分腱鞘炎的远端患肌可以远达颈肩部或肩胛骨周围。

第五节 桡骨茎突狭窄性腱鞘炎

桡骨茎突狭窄性腱鞘炎因多见于产后 4~6 周的女性,因此又称“妈妈手”。现代医学认为本病系拇短伸肌和拇长展肌肌腱长期收缩、过度尺偏,并且局部反复摩擦,导致肌腱及腱鞘形成所谓的无菌性炎症所致。此外,本病还常见于需要拇指反复对掌伸展活动者,如打字者、手机操作者、家务劳动者、手工劳动者等。类风湿关节炎患者、病后虚弱无力者也易患此病。

一、临床表现

桡骨茎突局部肿胀疼痛,可向拇指、前臂、肘等部位放射,做抓握或掐捏动作时疼痛加重,甚至因为疼痛,拇指和腕关节不敢活动,拇指伸直、外展时有卡顿感,不少患者不能完成点赞动作。

体征:桡骨茎突处有明显压痛,局部伴有肿胀,拇指伸直、外展功能障碍,皮下可触及痛性结节。

握拳尺偏试验阳性:患侧拇指屈曲放于掌心中,余四指自然握拳,手腕偏向尺侧,当桡骨茎突诱发明显疼痛时,则为阳性。(图 4-5-1)

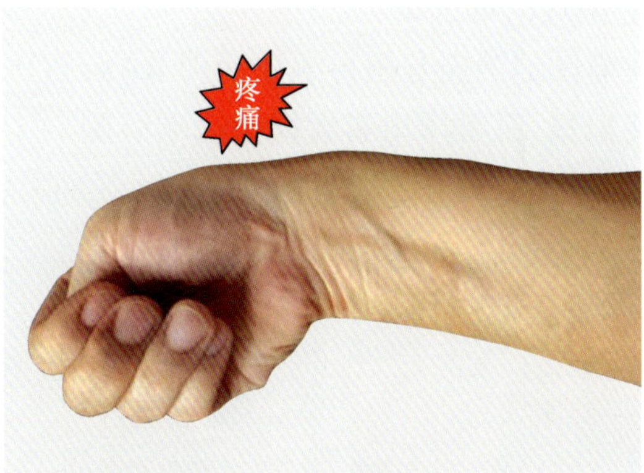

图 4-5-1　握拳尺偏试验阳性

辅助检查:超声检查可见腱鞘局部增厚、肌腱密度不均等改变。

二、适应证(本病相关的现代医学病名)

现代医学诊断的桡骨茎突狭窄性腱鞘炎(De Quervain 综合征、De Quervain 腱鞘炎)属于本节适应证。

三、仅可改善症状的病痛

参照上节“拇指狭窄性腱鞘炎”。

四、禁忌证

1. 有外伤史的手腕部肿痛患者,需排除骨折。

2. 伴局部红肿热痛者。

3. 近期进行局部封闭注射治疗者。

4. 伴有腱鞘囊肿者，需告知患者，浮针可减缓一些疼痛，但不能消除囊肿。

五、桡骨茎突狭窄性腱鞘炎专用操作方案

除了通用操作方案，桡骨茎突狭窄性腱鞘炎还经常需要采用专用操作方案。

桡骨茎突狭窄性腱鞘炎专用进针点 Px：前臂桡侧上 1/3 部位，由近向远进针。

桡骨茎突狭窄性腱鞘炎专用再灌注活动 RAx：患者伸展并外展拇指，医者压患者大拇指远端后侧抗阻。（图 4-5-2、视频 4-5-1）

视频 4-5-1　桡骨茎突狭窄性腱鞘炎专用操作方案

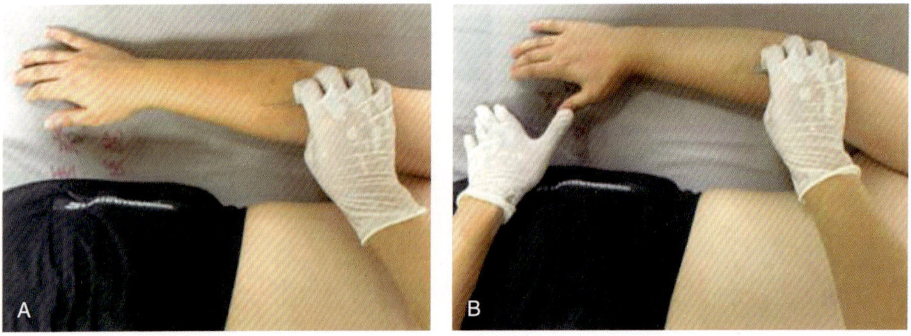

图 4-5-2　桡骨茎突狭窄性腱鞘炎专用进针点 Px（A）、专用再灌注活动 RAx（B）

六、预后及注意事项

（一）预后

浮针治疗桡骨茎突狭窄性腱鞘炎即时疗效不错，病程较短者，3~5 次可愈。避免打字、操作手机、弹奏弦乐等诱发因素，则远期疗效满意。

（二）注意事项

1. 治疗期间避免拇指操作手机、电脑打字、管弦乐的练习或演奏、织毛衣等需要拇指反复长期屈伸的活动。避免腕关节的旋转、尺偏、桡

偏等动作。严重者早期可以限制拇指及腕关节活动。

2. 对于产后妈妈,避免怀抱婴儿时间过长;怀抱婴儿时,避免腕关节过度尺偏,可以适当两手交替怀抱。产前进行适当的上肢及肩背部肌肉训练,有助于提升肌肉力量和耐力,预防疾病的发生。

3. 对于产后、病后体虚患者,配合气血操锻炼有助于全身气血的运行。

4. 随着疼痛缓解,可进行循序渐进的、轻缓的拇指屈伸抗阻力训练。

5. 注重患肢的保暖,特别是避免在空调房内待过长时间。

第六节　腕管综合征

腕管综合征是正中神经穿过腕部时在腕管内受到卡压引起疼痛和正中神经分布区域感觉异常的病痛。该病临床常见,国外研究认为本病好发于 40~59 岁女性[1],多见于流水线手工作业者及厨工、木工等高频使用腕关节劳动者。随着网络时代的来临,本病还好发于程序员等需要长时间抓握鼠标的办公人员,因此,本病又称为"鼠标手"。腕部重复作业和用力作业的职业人群易罹患本病。浮针医学并不认为本病正中神经受到压迫的节点在腕管处,而是在其穿行于前臂的肌肉中,因此,浮针作用的靶器官是前臂的肌肉,浮针临床实践也证明了此观点。

一、临床表现

患者感觉拇指、示指、中指及环指的桡侧半麻木或疼痛,疼痛麻木可牵涉到前臂。夜间及清晨症状尤甚,患者可因麻木、胀痛而痛醒,适当抖动手腕可以减轻不适。

---

[1] IBRAHIM T, MAJID I, CLARKE M, et al. Outcome of carpal tunnel decompression: the influence of age, gender, and occupation [J]. International Orthopaedics, 2009, 33(5): 1305-1309.

患者可能出现手部无力感，抓捏物体会从手中掉落。

体征：拇、示、中指有感觉减弱或过敏。病程较长者，出现鱼际肌萎缩，拇指对掌无力。腕部正中神经蒂内尔征阳性：检查者用手指（或叩诊锤）轻轻叩击患者腕部掌侧的正中神经表面皮肤（从腕横纹向近端或远端沿神经走行叩击）约30秒，出现正中神经刺激症状（拇指、示指、中指掌侧及环指桡侧半的麻木、刺痛或蚁走感）。腕掌屈试验（Phalen试验）阳性：屈肘、前臂上举，双腕同时屈曲90°，60秒内患侧诱发出正中神经刺激症状。

辅助检查：肌电图检查可见神经损害的改变。

二、适应证（本病相关的现代医学病名）

现代医学诊断的腕管综合征、迟发型正中神经麻痹属于本节适应证。

三、仅可改善症状的病痛

对于由糖尿病、类风湿关节炎、甲状腺功能减退等疾病诱发的腕管综合征，浮针可改善相关症状，但需要积极治疗原发病。

四、禁忌证

1. 腕部骨折患者。
2. 腕部红肿热痛属于感染性疾病者。
3. 腕管内肿瘤或腱鞘囊肿者。
4. 明显外伤史导致正中神经损伤者。

五、腕管综合征专用操作方案

除了通用操作方案，腕管综合征还经常需要采用专用操作方案。

腕管综合征专用进针点Px：肱骨内上髁桡侧进针，针尖斜向外下。

腕管综合征专用再灌注活动RAx：患者前臂旋前，医者握住患者手掌部抗阻。（图4-6-1、视频4-6-1）

视频4-6-1 腕管综合征专用操作方案

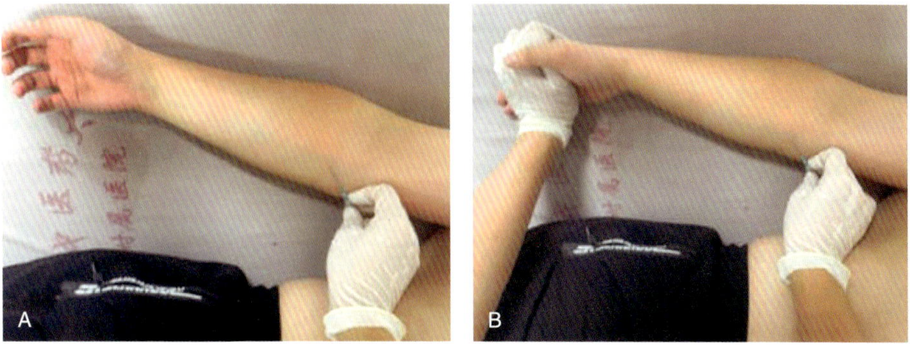

图 4-6-1 腕管综合征专用进针点 Px（A）、专用再灌注活动 RAx（B）

六、预后及注意事项

（一）预后

经过临床观察，对于有明确劳损病史的患者，浮针疗效确切，预后良好。对于病程日久伴鱼际肌萎缩、对掌困难的患者，可能涉及上臂甚至颈肩部肌肉劳损，需相应增加疗程及干预的范围，但总体预后尚可。

（二）注意事项

1. 注意与胸廓出口综合征相鉴别，胸廓出口综合征的手部疼痛麻木多位于尺侧一个半手指，而且伴有血管症状，如手指发凉、发绀，桡动脉搏动减弱。

2. 治疗期间避免进行手指反复抓捏及腕关节反复屈伸的活动。严重者早期可以限制手指及腕关节活动。

3. 避免长时间使用鼠标。每小时拉伸前臂屈肌和伸肌有助于预防此病。对于无法避免长时间使用鼠标的患者，康复后可以考虑使用人体工程学鼠标，避免前臂始终处于旋前位，预防旋前圆肌紧张压迫正中神经。

4. 配合气血操锻炼有助于疾病的康复与预防。

5. 注重患肢的保暖，特别是避免在空调房内待过长时间。

6. 部分腕管综合征合并颈椎病，治疗时要兼顾到颈肩部患肌。

第七节 手 掌 麻 木

手掌麻木是指手掌部感觉减弱或消失的一类病痛。手掌麻木病因复杂,排除外伤史导致周围神经直接受损的情况,糖尿病周围神经病变是本病的常见病因之一。但糖尿病周围神经病变造成的手掌麻木多为双侧,而且是典型的渐变麻木,越到远端麻木程度越重。浮针医学认为,病理性紧张的肌肉压迫神经是临床上最常见的导致单侧手掌麻木的病因。手工劳动者、家务劳动者、办公人群都易患此病。

一、临床表现

患者感觉整个或部分手掌、手指麻木,或伴有前臂疼痛麻木。患者多表述为:困重感、蚁行感、刺痛感、皮肤变厚感、像戴了手套一样。通常因夜间加重麻醒,劳动后或办公后加重,晨起减轻,局部按摩后减轻。部分患者晨起麻木加重。为减缓麻木疼痛,患者喜欢快速抖动腕部、单个拉伸手指、拉伸整个前臂屈肌群和伸肌群。

可能伴有手部无力感,抓捏物体会从手中掉落。或伴有手部怕冷,肢端不温。

体征:手掌及手指感觉减弱。病程较长者,出现鱼际肌、前臂肌肉萎缩,相邻两指夹持无力。

辅助检查:肌电图检查可见相关神经损害的改变。

二、适应证(本病相关的现代医学病名)

腕管综合征、胸廓出口综合征、肘管综合征、神经根型颈椎病表现为手掌麻木的都属于本节适应证,或可以参考本节进行治疗。

三、仅可改善症状的病痛

对于由糖尿病、贫血、类风湿关节炎、甲状腺功能减退、脑卒中、慢性肾病等疾病诱发的手掌麻木，浮针可改善相关症状，但需要积极治疗原发病。

四、禁忌证

1. 手掌感觉缺失者。
2. 有明显外伤史者。
3. 淀粉样变性引起麻木者。
4. 手掌麻木进行性加重者。

五、手掌麻木专用操作方案

除了通用操作方案，手掌麻木还经常需要采用专用操作方案。

手掌麻木专用进针点 Px：前臂前面，肘横纹稍远端进针，由近向远。桡侧三指半麻木，偏中间进针。尺侧一指半麻木，偏尺侧进针。

手掌麻木专用再灌注活动 RAx：患者屈曲手指，医者握其麻木指抗阻。（图 4-7-1、视频 4-7-1）

视频 4-7-1　手掌麻木专用操作方案

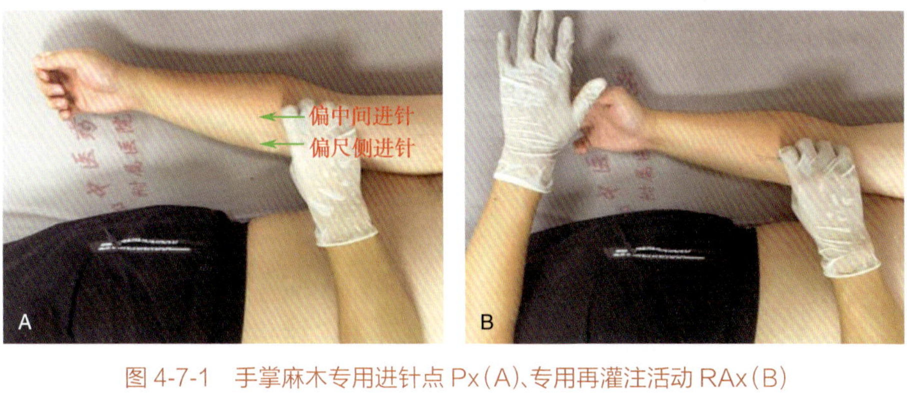

图 4-7-1　手掌麻木专用进针点 Px（A）、专用再灌注活动 RAx（B）

六、预后及注意事项

（一）预后

经过临床观察，对于有明确劳损病史，劳动后加重，按摩或休息后减轻的患者，浮针疗效确切，预后良好。对于病程日久者，可能涉及上臂甚至颈肩部肌肉劳损，需相应增加浮针疗程及干预的范围，但总体预后尚可。糖尿病周围神经病变导致的手掌麻木，需要配合基础疾病治疗，预后一般。

（二）注意事项

1. 注意区分麻和木，麻是指感觉减弱，木是指感觉缺失，实际上本节治疗的是麻，也就是感觉减弱，感觉缺失不属于浮针的治疗范畴。

2. 在老百姓口中，麻木的感觉容易和酸胀疼痛混为一谈，注意鉴别。

3. 避免长时间操作鼠标、手机，避免进行手指反复抓捏及腕关节反复屈伸等活动。避免颈肩部长时间保持同一个姿势。

4. 维生素B族缺乏导致的麻木，需要补充相应的维生素。

5. 酗酒者需要有计划地戒酒。

6. 重金属中毒或某些药物副作用导致的麻木，需要去除中毒因素，停用相关药物。

7. 配合气血操锻炼有助于疾病的康复与预防。

8. 注重患肢的保暖，特别是避免在空调房内待过长时间；睡觉时温度保持在使人体微微出汗为宜。

9. 部分手麻和颈椎病关系密切，治疗时也要兼顾到颈肩部甚至胸部患肌。

第八节 腕关节扭伤

急性腕关节扭伤是一种常见的肌肉骨骼损伤，以局部疼痛肿胀、腕关节屈伸不利为主要临床表现。在日常生活及运动中经常发生，比如摔倒时以手掌撑地、提重物时腕关节突然扭转、运动时腕关节突然极度屈伸、长时间高负荷腕关节运动等情况，如未及时就医或积极治疗，可能发展为慢性腕关节疼痛，严重影响患者日常工作生活。浮针医学认为除外骨折、脱位、韧带断裂等情况后，所谓腕关节扭伤更多的是前臂相关肌肉的损伤，因此，浮针疗法常能发挥作用。

一、临床表现

1. 腕关节周缘疼痛，屈伸、尺偏、桡偏、旋前、旋后（一个或多个动作）时疼痛加剧，因为疼痛，以上一个或多个动作受限。

2. 局部肿胀。

3. 腕关节周缘压痛。

早期进行 X 线片检查非常有必要，可以避免误诊。X 线片表现为：局部软组织肿胀，无骨折、脱位等异常。如果肿胀疼痛持续多日未减轻，有必要进行磁共振、肌骨超声检查以除外韧带、肌腱断裂可能。

如急性腕关节扭伤失治误治，可能转化为慢性腕关节疼痛，表现为腕关节慢性隐痛、胀痛、酸痛、无力感，伴或不伴局部肿胀。患者常主诉："腕关节稍用力活动或活动范围稍大则引发疼痛，甚至腕关节活动受限。"

二、适应证（本病相关的现代医学病名）

现代医学诊断的急性腕关节扭伤、慢性腕关节疼痛属于浮针疗法的适应证。三角纤维软骨复合体损伤也可以参考本节治疗。

三、仅可改善症状的病痛

对伴有类风湿关节炎、痛风性关节炎等全身性疾病的慢性腕关节疼痛患者，浮针仅可以改善相关症状，对于原发病仍然需要积极治疗。

四、禁忌证

1. 腕关节局部肿胀淤血严重者。

2. 急性腕关节扭伤不能除外骨折、脱位、韧带肌腱断裂者。

3. 急性期肿胀持续增大者。

4. 腕关节功能完全丧失者。

五、腕关节扭伤专用操作方案

除了通用操作方案，腕关节扭伤还经常需要采用专用操作方案。

腕关节扭伤专用进针点 Px：腕关节疼痛一侧，前臂中上 1/3 交界处，由近端向远端进针。

腕关节扭伤专用再灌注活动 RAx：在不增加患者疼痛的范围内活动其手腕。（图 4-8-1、视频 4-8-1）

视频 4-8-1　腕关节扭伤专用操作方案

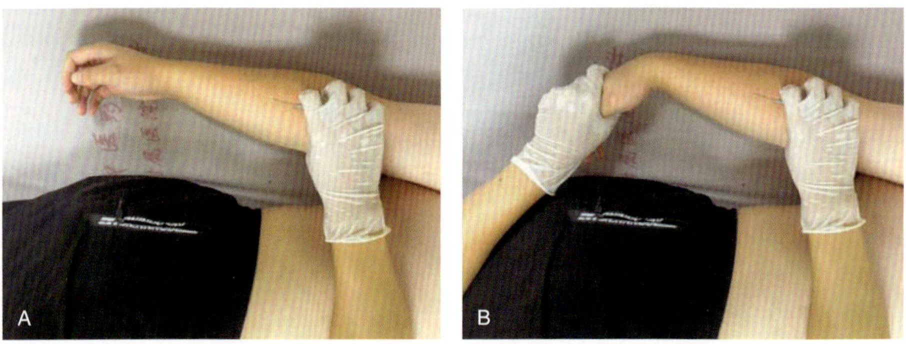

图 4-8-1　腕关节扭伤专用进针点 Px（A）、专用再灌注活动 RAx（B）

六、预后及注意事项

（一）预后

急性腕关节扭伤，在腕关节制动、充分休息的前提下，浮针疗法可以缓解局部疼痛，促进血液与组织液循环，加快康复进程。慢性腕关节疼痛浮针治疗即时效果良好，疼痛、关节活动受限等症常能即刻改善。然由于病程日久，所需治疗次数将相应增加，但总体而言，疗效满意，预后良好。

（二）注意事项

1. 对于急性腕关节扭伤，24 小时内不建议进行浮针治疗，应立即在肿胀局部冰敷 15~20 分钟，清醒状态下每 2~3 小时 1 次；抬高患肢至高于心脏水平；用弹性绷带稍加压包扎腕关节。以上措施的目的在于减轻肿胀、减少出血。24 小时后再开始浮针治疗。

2. 治疗期间尽量减少腕关节活动，需穿戴护腕支具限制腕关节活动。

3. 待肿胀明显消退，便可鼓励患者进行适当的腕关节屈伸、尺偏、桡偏等功能锻炼，随着病情好转逐步减少护腕支具的使用时间。

4. 慢性腕关节疼痛患者由于病程日久，关节活动受限时间较长，患侧上肢、肩颈部和肩胛骨周围也可能存在肌肉劳损，需一并处理。

第五章 腰背部病痛

第一节 腰背部病痛进针前注意事项及通用操作方案

一、腰背部病痛进针前注意事项

1. 务必排除各病症的禁忌证，非明确适应证，坚决不动手。

2. 凝神定志，务必确保患者相关部位处于放松状态。

3. 以下情况予以排除：局部皮肤感染、凝血功能障碍、严重骨质疏松或骨折。

4. 帮助患者分析引起腰背部病症的可能原因，给予针对性建议。

5. 突发剧烈的背痛要注意排除急性心肌梗死、主动脉夹层等心血管疾病。

6. 治疗后请勿游泳、剧烈运动。

7. 坐位时保持良好的姿势，避免久坐。

8. 每个方向的再灌注活动进行 1 次，每次持续 8 秒左右。

二、腰背部病痛通用操作方案

腰背部通用进针点 P1：患侧小腿外侧中段，由下向上进针。

腰背部通用再灌注活动 RA1：患者侧卧位，患者下肢伸直外展髋关节，医者按住其小腿或足外侧抗阻。（图 5-1-1、视频 5-1-1）

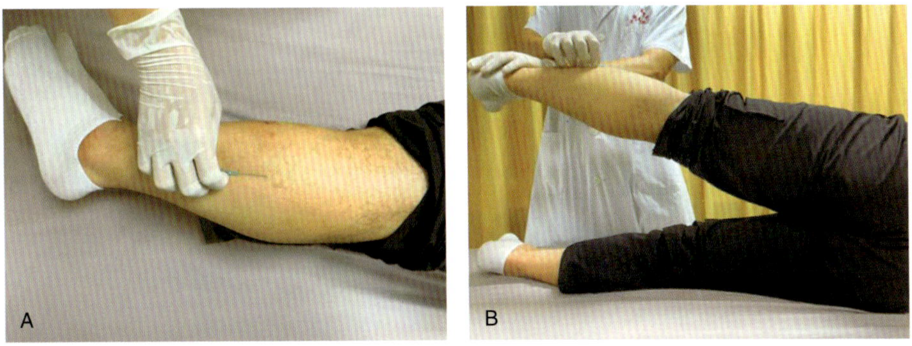

图 5-1-1　腰背部通用进针点 P1（A）、通用再灌注活动 RA1（B）

腰背部通用进针点 P2：患侧腰 5、骶 1 后正中线外侧 3~4cm，由下向上进针。

腰背部通用再灌注活动 RA2：患者俯卧位，双膝关节稍屈曲，抬起臀部，医者按住患侧臀部抗阻。（图 5-1-2、视频 5-1-2）

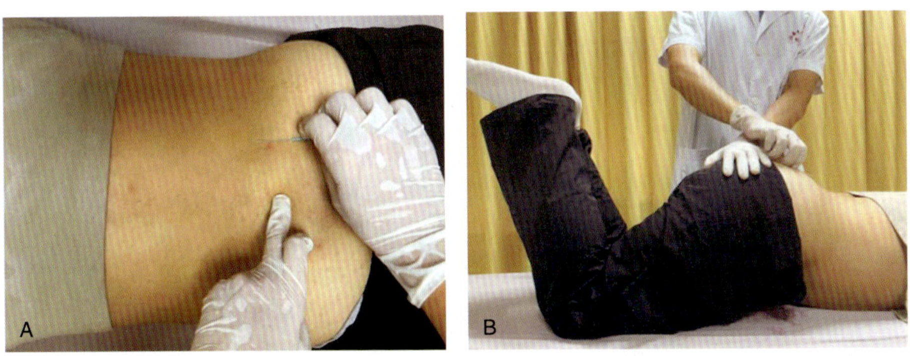

图 5-1-2　腰背部通用进针点 P2（A）、通用再灌注活动 RA2（B）

视频 5-1-1　腰背部病痛通用操作方案（P1 及 RA1）

视频 5-1-2　腰背部病痛通用操作方案（P2 及 RA2）

第二节 慢性腰肌劳损

按照《中国慢性腰背痛诊疗指南(2024 版)》,慢性腰背痛分为慢性特异性腰背痛和慢性非特异性腰背痛,其中慢性特异性腰背痛由明确病因导致,如腰椎间盘突出、腰椎管狭窄、肿瘤、感染等等。而慢性非特异性腰背痛是指病因不明,且没有明确病理解剖学改变的腰背痛[1]。也就是说,目前主流医学并没有指明慢性非特异性腰背痛的病因,而浮针医学认为其病因就在于病理性紧张的肌肉。为了方便大家理解,我们把这一类由患肌造成,且排除明确病因、没有病理解剖改变的慢性非特异性腰背痛,称为"慢性腰肌劳损",以突出其肌肉功能异常疾病的本质(表 5-2-1)。

表 5-2-1 慢性特异性腰背痛与"慢性腰肌劳损"的异同点

	病症分类	相同	不同	
			辅助检查	病因
慢性腰背痛	慢性特异性腰背痛	腰骶部、臀部、髋部、大腿前后侧疼痛,可伴有腰部功能受限	诸如腰椎间盘突出、腰椎管狭窄、脊柱畸形、骨折、肿瘤、感染等影像学及血液学、免疫学等检验指标异常	病因复杂,包括患肌
	"慢性腰肌劳损"		腰部 X 线片、CT、MRI 检查无明显异常,无特异性病理解剖改变,如椎间盘突出、椎间盘膨出、椎管狭窄、椎间孔狭窄等;血沉、C 反应蛋白可能异常,免疫学检查无异常	患肌

一、临床表现

1. 一侧或双侧腰骶部、臀部、髋部、大腿前后侧疼痛,多描述为酸

[1] 国家卫生健康委能力建设和继续教育中心疼痛病诊疗专项能力提升项目专家组. 中国慢性腰背痛诊疗指南(2024 版)[J]. 中华疼痛学杂志,2024,20(1):4-22.

痛、隐痛、冷痛、刺痛、不适感等，疼痛范围多在两侧12肋下缘平面以下、臀横纹以上。无麻木等感觉异常，无肌力下降和腱反射减弱或消失。患者常主诉："腰使不上劲儿，硬邦邦的，弯腰、往后仰腰、往侧面扭腰这些动作做起来费劲，俯身拿东西时腰部感觉不协调。"

2. 久站、久坐、弯腰干活、受凉后疼痛出现或加重。躺床上休息后疼痛减轻或完全缓解，病情严重者，躺在床上休息症状也不能缓解。

3. 有的患者表现为久卧后腰痛，侧卧位或下床活动后疼痛缓解。

查体：腰段竖脊肌、腰方肌、臀大肌、臀中肌等肌肉紧绷，伴局限性压痛，直腿抬高试验阴性。

辅助检查：腰部X线片、CT、MRI检查正常，无诸如椎间盘突出、椎间盘膨出、椎管狭窄、椎间孔狭窄、脊柱畸形、骨折等特异性病理解剖改变，血沉、C反应蛋白可能异常，免疫学检查无异常。

二、适应证（本病相关的现代医学病名）

现代医学诊断的慢性非特异性腰背痛、慢性腰肌劳损、功能性腰痛、腰背肌筋膜炎、腰椎小关节紊乱、腰椎间盘源性疼痛、骶髂关节炎、腰背肌筋膜疼痛综合征等疾病，属于本节的适应证，或者可以参考本节进行治疗。

三、禁忌证

1. 有外伤史，伴有新鲜骨折者。

2. 伴有低热、盗汗、消瘦等，实验室检查可见血沉、C反应蛋白升高，结核菌素试验阳性者。

3. 伴随有尿频、尿急、尿痛、尿血等急性泌尿系感染症状者。

4. 伴有Ⅲ度以上腰椎滑脱者。

5. 近期不明原因出现体重下降，疼痛在夜间最明显，怀疑肿瘤者。

四、慢性腰肌劳损专用操作方案

除了通用操作方案，慢性腰肌劳损还经常需要采用专用操作方案。

慢性腰肌劳损专用进针点 Px：腰背疼痛部位外侧 3~5cm，针尖朝向脊柱方向。

慢性腰肌劳损专用再灌注活动 RAx：患者取侧卧位，抬起上半身及头部 4~8 秒，腰部发力。（图 5-2-1、视频 5-2-1）

视频 5-2-1 慢性腰肌劳损专用操作方案

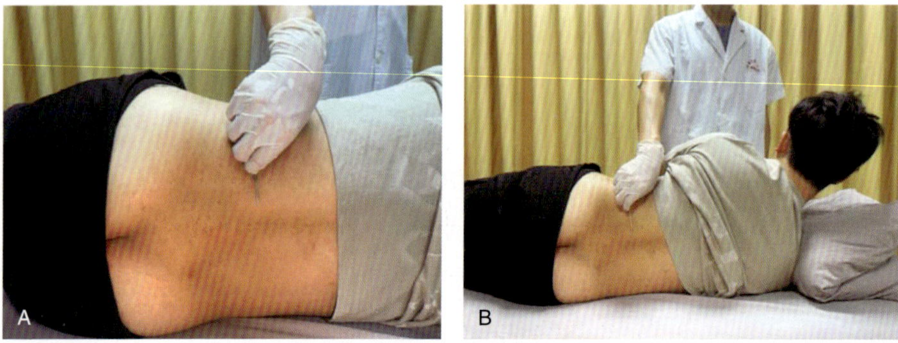

图 5-2-1 慢性腰肌劳损专用进针点 Px（A）、专用再灌注活动 RAx（B）

五、预后及注意事项

（一）预后

慢性腰肌劳损属于典型的肌肉病痛，因此，经过系统的浮针治疗，近期疗效不错。如能避免久坐、久站、弯腰干活、受凉等因素，预后良好。部分营养不良、严重消瘦的腰痛患者，治疗效果会打折扣。伴有明显焦虑的患者，病情容易反复。

（二）注意事项

1. 由于本病多为慢性病程，有部分患者经常服用非甾体抗炎药，可能造成合并慢性胃肠疾病而气血亏虚，需要在治疗时兼顾调理脾胃。

2. 大多数慢性腰肌劳损患者因为疼痛日久而出现恐惧回避心理，可能拒绝一切引发腰痛的日常生活工作场景，拒绝谈论腰痛相关话题，因此影响疾病康复。此时需要与患者充分沟通，帮助患者正确认识疾病，给予患者康复的信心，取得患者信任后再开展治疗。

3. 对于合并焦虑、抑郁等精神障碍的患者，在浮针治疗的基础上，配合心理治疗，帮助患者改变认知障碍，有助于疾病康复。

4. 避免久坐、久站、久行、久卧等长时间保持一个姿势的行为，避免受凉、长时间弯腰等诱发疾病的因素。

5. 肥胖患者减重对于腰痛的长期疗效有帮助。

6. 诊断为纤维肌痛症的患者的治疗需要足够的疗程，需要患者的积极配合，需要去除焦虑等影响因素，徐徐收功。

7. 气血操等功能锻炼有利于该病的康复。

第三节 腰椎间盘突出症

腰椎间盘突出是一个影像学概念，指腰椎间盘的髓核、纤维环或终板组织突出了正常解剖范围。在此影像学基础上，如果出现以对应神经支配区域的腰痛、下肢放射痛、麻木、无力及大小便功能障碍为主要表现的临床综合征时，称为腰椎间盘突出症。浮针医学对这样解释腰椎间盘突出症有些疑问，大量临床观察发现，影像学显示腰椎间盘突出并在对应神经支配区域出现临床症状的情况并不多见，而且有相当部分的腰椎间盘突出并没有疼痛症状[1]。再者，针灸推拿、康复等外治法在不直接触达腰椎间盘时也能取得满意的疗效。

那么这些临床症状的病因是什么呢？浮针医学认为，患肌才是该病的主要病因。我们依然使用腰椎间盘突出症作为本节的标题，目的在于方便大家理解，但我们认为“腰椎间盘突出症”主要指以腰臀腿部疼痛、麻木、乏力为主要表现的一类慢性良性疼痛综合征。

一、临床表现

1. 腰臀腿部疼痛乏力　疼痛乏力主要发生在下腰段、腰骶部、

---

[1] KNEZEVIC N N，CANDIDO K D，VLAEYEN J W S，et al. Low back pain［J］. Lancet，2021，398（10294）：78-92.

臀部、大腿后外侧、小腿后外侧等肌肉丰厚处。疼痛性质为酸痛、刺痛、胀痛、冷痛等。疼痛在久行久站后、坐站体位改变时、受凉后加重，以及咳嗽、排便等腹压增高时加重。卧床休息、得热、按摩后疼痛减轻。因站立或行走乏力，有的患者需要叉腰或扶拐行走，甚至用轮椅助行。

2. 感觉异常 大腿后侧、小腿后外侧、足背麻木。

3. 马尾综合征 会阴部感觉障碍、肛门括约肌无力、大小便失禁，临床遇见这种情况，建议放弃使用保守疗法。

体征：直腿抬高试验及加强试验、股神经牵拉试验可表现为阳性。腰部活动受限：如前屈、后伸困难。胫前肌、腓肠肌肌力可能减退，腱反射减弱。腰椎局部压痛，竖脊肌、腰方肌、腹外斜肌、臀中肌、臀大肌、股二头肌、腓肠肌、腓骨长肌等肌肉紧张或痉挛。病程长的患者，相关肌肉可能会出现萎缩现象。

辅助检查：CT、MRI 检查显示髓核、纤维环或终板组织超出正常解剖范围，挤压神经根出口位置。

二、适应证（本病相关的现代医学病名）

现代医学诊断的腰椎间盘突出症、坐骨神经痛、腰椎间盘突出症伴神经根病、腰椎间盘膨出、腰椎退行性变、腰椎管狭窄等疾病属于本节的适应证，或者可以参考本节进行治疗。

三、禁忌证

1. 下肢肌力下降甚者足尖下垂者。
2. 伴严重间歇性跛行者。
3. 出现小便困难、大便失禁、会阴部麻木等马尾神经损伤症状者。
4. 肿瘤骨转移患者。

四、腰椎间盘突出症专用操作方案

除了通用操作方案，腰椎间盘突出症还经常需要采用专用操作方案。

腰椎间盘突出症专用进针点 Px：患侧髂后上棘处，由上向下进针。

腰椎间盘突出症专用再灌注活动 RAx：患者取俯卧位，伸直膝关节、抬高患肢并臀部发力，医者按住其踝关节后侧抗阻。（图 5-3-1、视频 5-3-1）

视频 5-3-1 腰椎间盘突出症专用操作方案

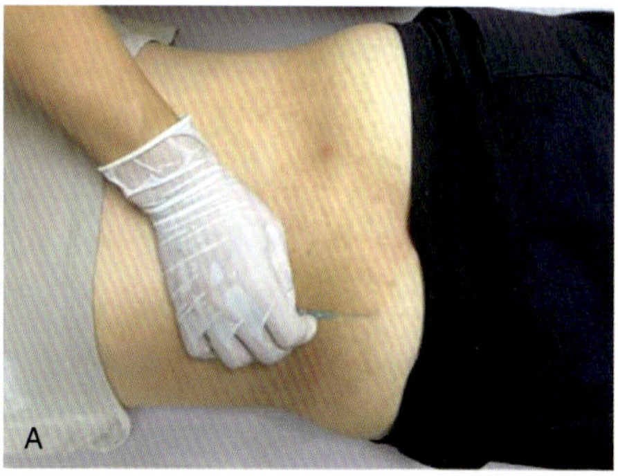

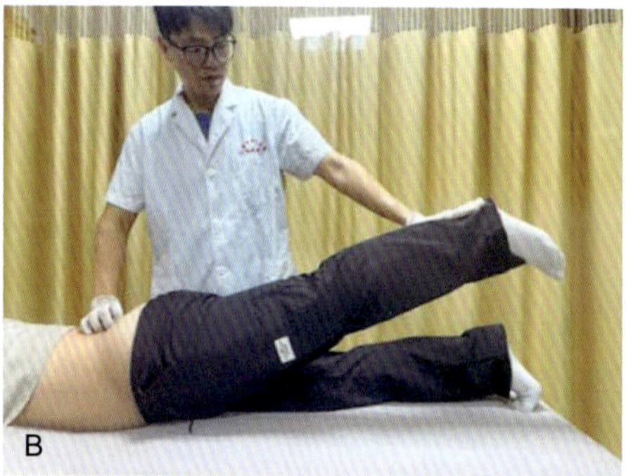

图 5-3-1 腰椎间盘突出症专用进针点 Px（A）、专用再灌注活动 RAx（B）

五、预后及注意事项

（一）预后

腰椎间盘突出症与患肌关系密切，经过浮针治疗放松相关患肌，近期及远期疗效不错，大部分患者 3~5 次治疗后可以收获明显效果，预后良好。下肢痛麻症状明显且伴有肌肉萎缩的患者，病情容易反复，需要增加治疗次数。

（二）注意事项

1. 有许多患者提问突出的椎间盘是否能回纳，如遇此等情况可如实告知患者，浮针治疗不能直接帮助椎间盘回纳，但可以消除疼痛麻木和腰腿活动受限等临床症状，如果患肌不再出现，就能长期保持良好。

2. 避免久坐、久站等长时间保持一个姿势的行为，如需久坐或久站则应经常更换体位，在工作间隙少量多次地起身活动。

3. 避免搬重物、旋转腰部等用腰部发力的动作。疾病康复后，掌握正确的搬重物姿势：下蹲，髋关节及膝关节屈曲，将物体尽量靠近身体，让腹部与腰部肌肉共同发力。（图 5-3-2）

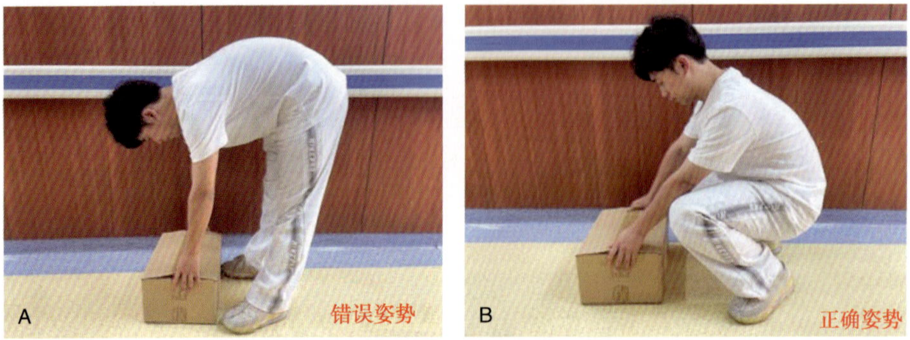

图 5-3-2 搬重物错误姿势（A）、正确姿势（B）

4. 急性发病时，在治疗期间不必嘱患者绝对卧床休息，适度正常的活动有利于康复。

5. 避免受凉，根据天气湿度及气温变化情况增减衣物。

6. 要注意和股骨头坏死、强直性脊柱炎的鉴别诊断，对妇女同志还要注意一些妇科疾病的鉴别诊断。

7. 气血操等功能锻炼有利于该病的康复。

第四节 强直性脊柱炎

强直性脊柱炎是一种慢性、隐匿性、炎症性疾病，最初主要侵犯骶髂关节，而后缓慢沿着脊柱向上发展，常累及脊柱小关节及脊柱旁软组织，严重者可发生脊柱畸形和强直[1]，病变还可同时向下蔓延累及髋关节、膝关节、踝关节，并伴发关节外表现。发病年龄多集中在 15~40 岁，男性多于女性。本病属于免疫性疾病，具体病因尚不明确，目前的证据表明，强直性脊柱炎的发病与人类白细胞抗原 B27（HLA-B27）密切相关，并且具有明显的家族聚集倾向。目前本病尚无根治性药物，浮针疗法作为消除疾病症状、阻断疾病进展的一种非药物外治法，疗效显著，值得推广。

1 SIEPER J，PODDUBNYY D. Axial spondyloarthritis［J］. Lancet，2017，390（10089）：73-84.

一、临床表现

强直性脊柱炎发病隐匿，始发症状多为腰背部或腰骶部疼痛僵硬，典型表现为夜间疼痛，翻身时感疼痛僵硬明显，或于晨起后、久卧后、久坐后起身时腰部僵硬疼痛，活动后减轻。有部分患者表现为一侧或双侧臀部钝痛，多为间断发作。随着病程进展，腰背部僵硬疼痛逐渐向胸椎、颈椎发展，导致整个脊柱的强直。一部分患者会发展为弯腰驼背，甚至残疾。大多数强直性脊柱炎患者的背部是僵硬平坦的，如同飞机场，有经验的医生通过触摸即可初步判断。

附着点炎也是强直性脊柱炎的典型表现，表现为足跟部、髌骨、肩部、肋软骨连接处、胸骨柄关节、胸锁关节等处附着点部位的压痛，某些患者会以顽固性的脚后跟疼痛为主诉看诊。

强直性脊柱炎常累及除脊柱以外的外周关节，形成外周关节炎。部分患者以外周关节炎为首发表现。外周关节炎多为非对称性的关节肿胀、疼痛和活动受限。主要累及髋关节、膝关节等。累及髋关节者症状较为严重，表现为严重的髋关节周缘疼痛，屈曲、内收、外展活动受限，久站久行或负重行走时疼痛加重，最终发展为髋关节挛缩，一部分强直性脊柱炎会合并缺血性股骨头坏死。

许多强直性脊柱炎患者会伴有眼部葡萄膜炎（虹膜炎）、银屑病及炎症性肠病等关节外表现。

辅助检查：HLA-B27 对于诊断不具有特异性，但是可作为本病的筛查指标。骶髂关节炎影像学表现具有确诊意义，典型的 X 线片脊柱呈竹节样改变。也有部分患者具有腰背部僵硬疼痛的典型表现，但并无骶髂关节炎的影像学表现。

当红细胞沉降率（ESR）和 C 反应蛋白（CRP）升高时，强直性脊柱炎处于活动期，相反则处于非活动期。

二、适应证（本病相关的现代医学病名）

非活动期强直性脊柱炎属于浮针疗法的适应证，但严格来讲，浮针并不能改变脊柱出现的骨质疏松、椎体小关节融合、椎旁韧带钙化、骨桥形成等骨性变化，也不能改变其免疫系统病变。浮针只能通过干预病理性紧张的肌肉，解除患者疼痛、关节功能障碍等临床症状。类似的情况还包括非活动期的其他自身免疫系统疾病（如银屑病、系统性红斑狼疮、干燥综合征、皮肌炎等）引发的腰痛。

三、禁忌证

1. 急性期伴有红细胞沉降率增快和 C 反应蛋白增高的患者（建议到风湿免疫科专科看诊）。
2. 青少年发病，骨影像改变明显且病情持续加重患者。
3. 患病日久，行走困难，步履蹒跚的患者。
4. 伴有重度骨质疏松的患者。

四、强直性脊柱炎专用操作方案

除了通用操作方案，强直性脊柱炎还经常需要采用专用操作方案。

强直性脊柱炎专用进针点 Px：脊柱两侧分别进针，竖脊肌上段，由下向上。

强直性脊柱炎专用再灌注活动 RAx：患者取俯卧位，头部后仰，医者按住其头部抗阻。（图 5-4-1、视频 5-4-1）

视频 5-4-1 强直性脊柱炎专用操作方案

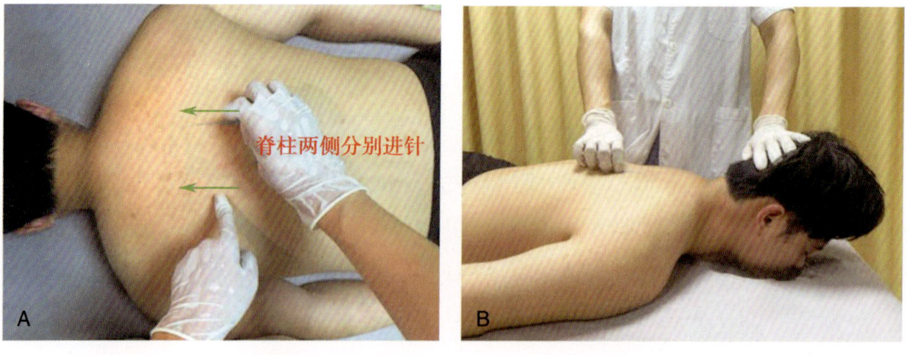

图 5-4-1 强直性脊柱炎专用进针点 Px（A）、专用再灌注活动 RAx（B）

五、预后及注意事项

(一) 预后

总体来说，浮针治疗不能干预人体免疫，近期可以减轻或解除患者疼痛症状，改善关节功能，远期可阻止或减慢强直性脊柱炎的病情发展。随着年龄的增加，患者自身免疫活动趋于减弱而病情稳定，我们可以理解为把强直性脊柱炎“拖”好了。对已经出现强直或畸形的患者，浮针治疗可能会减轻一些疼痛等临床症状，一般不会逆转骨影像改变。对于合并类风湿关节炎，或者因为关节外表现需要服用糖皮质激素类药物的患者，预后较差。

(二) 注意事项

1. 强直性脊柱炎属于风湿免疫科常见疾病，极易与其他原因导致的腰背痛混淆。强直性脊柱炎导致的背痛属于炎性背痛的范畴。国际强直性脊柱炎评估小组推荐炎性背痛的诊断标准为：①发病年龄小于40岁；②隐匿起病；③活动后症状好转；④休息时加重；⑤夜间痛(起床后好转)；符合上述5项中4项者则高度怀疑为强直性脊柱炎炎性背痛。此时完善相关检查，明确诊断尤为必要。

2. 对于强直性脊柱炎患者，建议早期较密集进行浮针治疗。如连续治疗3次，若症状明显好转，可以改为隔天治疗1次。随着病情趋于稳定，可以改为长期间歇治疗，如1周1次或2周1次。通过长期间歇维持治疗，可以显著改善患者生活质量，维持关节功能，并延缓甚至阻断脊柱骨性改变的发生与发展。

3. 日常维持良好姿势，如站立时应尽量保持挺胸、收腹和双眼平视前方的状态。坐位应保持胸部直立。

4. 建议患者进行适度的关节活动度训练、中等强度的有氧运动与力量训练，如游泳、吊单杠等，原则是量力而行，避免疲劳与受伤。合理锻炼有助于维持良好身体机能，尤其是肌肉含量。

5. 每半年进行1次监测并评估病情，以便了解病情变化。

第五节 尾 骨 痛

尾骨痛是指疼痛局限于尾椎部或尾骨末端的疾病,也被称为尾椎痛或尾椎神经痛等。女性患病率远高于男性。该病病因复杂,最常见的是继发于跌倒时尾骨部创伤后、尾骨骨折后、难产或分娩后等,有的尾骨痛与藏毛囊肿、血栓性痔疮、骶髂关节疼痛、感染、骨髓炎、恶性肿瘤有关。浮针医学认为尾骨痛与肌肉功能性病变有关。

一、临床表现

尾骨痛表现为尾椎部或肛门上方尾骨末端部位的疼痛。坐位时诱发,特别是当患者坐着硬椅子向后靠、身体重量压在尾骨时,疼痛明显。为了缓解这种疼痛,患者喜欢坐位向前弯腰的坐姿,以使得尾骨尽量不受到压力。严重者不能保持坐位,或者将大部分体重压在一侧臀部。

有的患者尾骨痛表现为长时间坐位时出现症状,导致患者不敢久坐,有时需要垫着软垫子或橡胶圈以减少尾骨压迫疼痛。

严重的尾骨痛会影响大便的排解,部分女性患者会出现性交痛,可能由尾骨痛引发盆底肌痉挛所致。

辅助检查:X 线片可以排除尾骨骨折、脱位等解剖形态异常,磁共振检查可排除肿瘤疾病。

二、适应证(本病相关的现代医学病名)

跌倒时尾骨部创伤后、尾骨骨折愈合后、尾骨脱位后、难产、分娩等因素诱发的尾骨痛属于浮针疗法的适应证。盆底肌痉挛继发的尾骨痛也可以参考本节治疗。

三、仅可改变症状的病痛

对伴发血栓性痔疮的尾骨痛,仅可改善疼痛症状,还需要对原发病进行治疗。

四、禁忌证

1. 尾骨形态异常或严重畸形者。
2. 尾骨活动度异常者。
3. 有藏毛囊肿、肛周脓肿等感染的患者。
4. 伴有恶性肿瘤者。
5. 急性尾骨骨折或脱位者。

五、尾骨痛专用操作方案

除了通用操作方案，尾骨痛还经常需要采用专用操作方案。

尾骨痛专用进针点 Px：髂后上棘与股骨大转子连线的中点处，由外上斜向内下朝尾骨尖方向。

尾骨痛专用再灌注活动 RAx：患者取俯卧位，膝关节屈曲，髋关节外展并后伸，医者按住其大腿后侧抗阻。（图 5-5-1、视频 5-5-1）

视频 5-5-1 尾骨痛专用操作方案

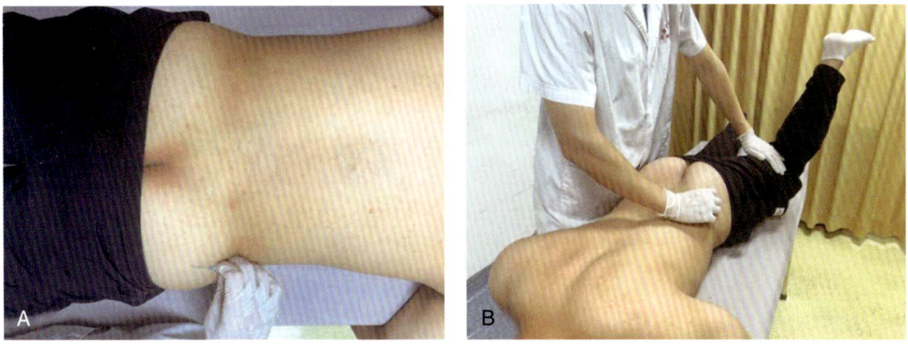

图 5-5-1 尾骨痛专用进针点 Px（A）、专用再灌注活动 RAx（B）

六、预后及注意事项

（一）预后

排除禁忌证后，对于肌肉功能异常引发的尾骨痛，浮针疗效肯定，预后良好。

(二) 注意事项

1. 治疗期间使用U形或环形坐垫可以减轻尾骨部压力，以减缓疼痛。

2. 如经过3次治疗后疼痛未见缓解，需要完善相关检查，以进一步明确病因。

第六节 胸胁屏伤

胸胁屏伤又称为胸胁扭挫伤，中医称为“岔气”“努伤”，多见于提拉推举重物时发力不当、身体突然扭转或胸胁部直接遭受外力冲击导致的胸胁部关节或软组织损伤。胸胁扭挫伤属于典型的运动损伤。由于当前大众多体力劳动较少或缺乏体育锻炼，人们的肌肉力量较弱，关节活动度较差，有时不经意的日常活动也会诱发本病。

一、临床表现

本病多在运动发力时急性发作，表现为突发的胸胁部刺痛、牵扯痛，有时疼痛可蔓延至肩背部。为减缓疼痛，患者往往浅慢呼吸，或者呈现双手抱胸、叉腰等保护性体位。深呼吸、咳嗽或转身等体位变化时痛感剧烈。

如果为胸胁部遭受直接暴力冲击所致，疼痛多为钝痛，不能触碰，局部软组织肿胀、皮肤青紫淤血。

有部分患者否认外伤史和运动损伤史，这类患者的胸胁屏伤仅表现为胸胁部隐痛，或只是胸闷不舒、胸部发紧感。

体征：胸胁局部可能有压痛，呼吸时胸廓活动受限。

辅助检查：X线片、CT排除骨折等器质性病变。

二、适应证(本病相关的现代医学病名)

现代医学诊断的胸壁扭挫伤、胸胁扭挫伤都属于本节适应证。

三、仅可改变症状的病痛

对于确诊肋骨骨折而无脏器损伤的患者,2~3 周后肋骨骨折骨痂部分生长,此时配合浮针疗法虽然不能治疗骨折,但可以解除其局部疼痛,帮助恢复胸廓活动。

四、禁忌证

1. 伴有肋骨骨折的急性期患者。
2. 伴有肺脏、心脏等脏器损伤者。
3. 剧烈疼痛伴进行性呼吸困难者。
4. 急性胸痛或憋闷感,伴有濒死感,怀疑急性心肌梗死者。

五、胸胁屏伤专用操作方案

除了通用操作方案,胸胁屏伤还经常需要采用专用操作方案。

胸胁屏伤专用进针点 Px:患侧腋中线与肋弓下缘交界处,由下向上朝向腋窝进针。

胸胁屏伤专用再灌注活动 RAx:患者取坐位,肩关节外展后,内收肩关节,医者托住其肘关节抗阻。(图 5-6-1、视频 5-6-1)

视频 5-6-1　胸胁屏伤专用操作方案

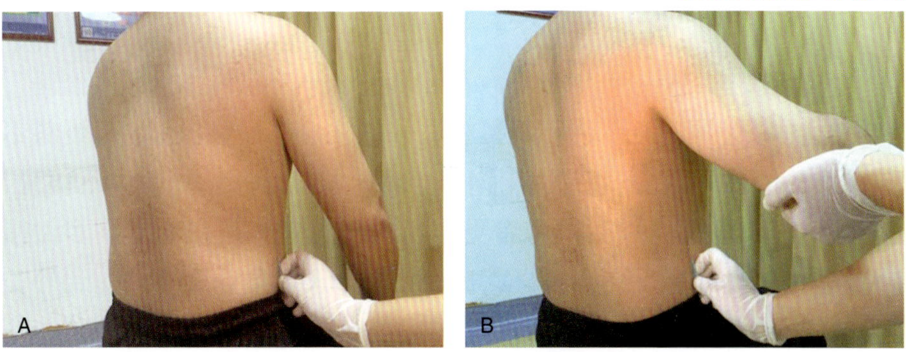

图 5-6-1　胸胁屏伤专用进针点 Px(A)、专用再灌注活动 RAx(B)

六、预后及注意事项

(一) 预后

胸胁屏伤浮针治疗即时疗效显著,远期效果满意,预后良好。对于部分完全无体力劳动或体育锻炼,身体素质极差的患者,治疗时患者或不能耐受再灌注活动,但通过增加浮针治疗次数,通常也能取得不错的效果。

(二) 注意事项

1. 急性发病者,排除骨折尤为重要,以防误诊误治。

2. 在体力劳动或体育锻炼前,进行必要的热身训练,活动时收紧核心肌群可以有效避免本病的发生。

3. 治疗期间可以配合呼吸训练、胸廓及背部肌肉的拉伸训练,以帮助疾病康复。

4. 对于部分仅表现为胸闷、胸胁部不适的患者,需完善心电图等检查。

5. 对于无明显外伤史,且伴有咳嗽咳痰、胸痛胸闷、上腹痛、恶心等症状的患者,需要排除呼吸、心血管、消化等系统的内科疾病。

6. 部分患者可能合并带状疱疹病毒感染,注意进一步观察鉴别。

第七节 急性腰扭伤

急性腰扭伤是一种临床常见病,中医称为“闪腰”“岔气”“伤筋”,指腰部肌肉、筋膜、椎间关节、腰骶关节的急性损伤[1]。长期久坐、姿势不良或缺乏锻炼导致腰、腹、臀部肌肉力量下降,肌肉僵硬、动作不协调,这些腰、腹或臀部肌肉劳损患者更容易出现急性腰扭伤。本病多由搬抬重物、滑倒、跳跃、扭转身体时,腰、腹或臀部肌肉等软组织受到外力

[1] 马勇. 中医筋伤学[M]. 北京:人民卫生出版社,2012:83.

强烈牵拉所致。有一些医者认为本病与腰椎小关节错位、腰椎小关节紊乱有关，但这些观点都没有明确的影像学支持。该病可在短时间内让人们丧失劳动能力，因此患者急切求医，医者颇感棘手。

一、临床表现

本病表现为突发的腰部疼痛，疼痛在一侧或两侧腰部，有时疼痛可蔓延至臀部、大腿部及腹股沟等处，有时可以牵扯到腹部，疼痛剧烈难忍，多呈现撕裂样、刀割样锐痛。

为避免疼痛加剧，患者来诊时常双手扶住腰部一侧，髋、膝关节微屈，采取前倾或挺肚并侧身向患侧的强迫体位。深呼吸、咳嗽或转侧身体时疼痛加剧。

坐下或站起时，患者同样会采取强迫体位，并尽量避免腰部活动以减轻疼痛。

体征：触诊可发现腰腹部肌肉紧张僵硬，腰部活动明显受限。

辅助检查：X 线片、CT 检查可除外腰椎骨折、腰椎滑脱等器质性病变。

二、适应证（本病相关的现代医学病名）

现代医学诊断的急性腰扭伤、急性下腰痛、急性腰痛都属于本节适应证。

三、禁忌证

1. 伴有腰椎骨折、严重腰椎滑脱的患者。
2. 严重骨质疏松的患者。
3. 伴有大小便失禁的患者。

四、急性腰扭伤专用操作方案

除了通用操作方案，急性腰扭伤还经常需要采用专用操作方案。

急性腰扭伤专用进针点 Px：局部紧张肌肉旁 3~5cm，由外向内进针。

急性腰扭伤专用再灌注活动 RAx：患者取仰卧位，双膝关节屈曲立于床面，提臀鼓腹，大力咳嗽。（图 5-7-1、视频 5-7-1）

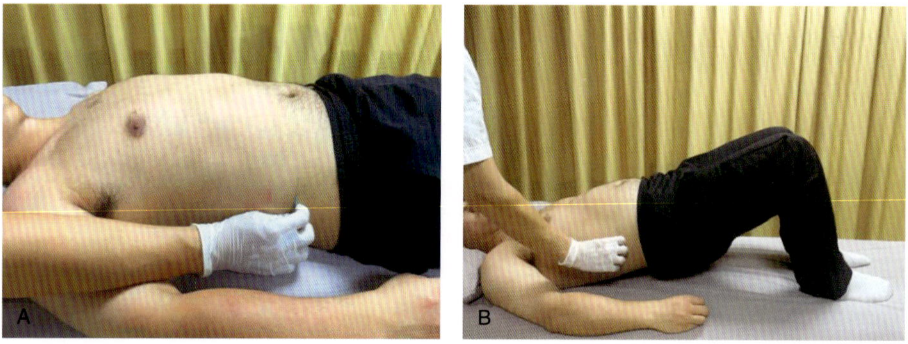

图 5-7-1 急性腰扭伤专用进针点 Px（A）、专用再灌注活动 RAx（B）

视频 5-7-1 急性腰扭伤专用操作方案

五、预后及注意事项

（一）预后

急性腰扭伤浮针治疗，大多即时效果显著，远期效果也令人满意。对于部分由于长期久坐、弯腰，业已存在腰肌劳损的患者，在急性疼痛解除后，还需要继续针对腰肌劳损进行浮针治疗，才能保持良好的远期疗效。

（二）注意事项

1. 搬举重物时注意力要集中，量力而行，发力时注意收紧核心肌群，可以有效避免本病的发生。

2. 众人合力搬举重物时注意劳动节奏，要步调一致。

3. 参考“腰椎间盘突出症”一节，掌握正确的搬举重物姿势和动作要领。

4. 避免强迫性弯腰劳动。

第六章 下肢部病痛

第一节　下肢部病痛进针前注意事项及通用操作方案

一、下肢部病痛进针前注意事项

1. 有感染症状不能治疗。

2. 疑似脊髓受损导致的感觉减退或缺失、肌力下降或缺失等不予治疗。

3. 明显马尾神经损伤导致的感觉、运动功能、排便功能及性功能障碍不予治疗。

4. 合并骨折、脱位、肌腱断裂等情况不予治疗。

5. 小腿部进针时注意避开浅表静脉。

6. 治疗期间以休息为主，尽量避免步行。

7. 每个方向的再灌注活动进行 1 次，每次持续 8 秒左右。

二、下肢部病痛通用操作方案

下肢部通用进针点 P1：胫骨前肌中段位置，由远端向近端进针。

下肢部通用再灌注活动 RA1：患者取仰卧位，踝关节背伸，医者按

住其足背抗阻。(图 6-1-1、视频 6-1-1)

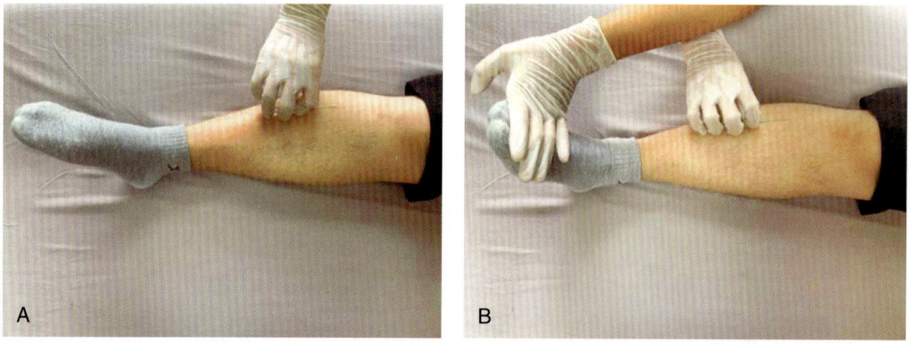

图 6-1-1 下肢部通用进针点 P1(A)、通用再灌注活动 RA1(B)

下肢部通用进针点 P2:小腿后侧肌肉隆起最高处稍上方,由近端向远端进针。

下肢部通用再灌注活动 RA2:患者俯卧位,踝关节跖屈,医者按住其前脚掌抗阻。(图 6-1-2、视频 6-1-2)

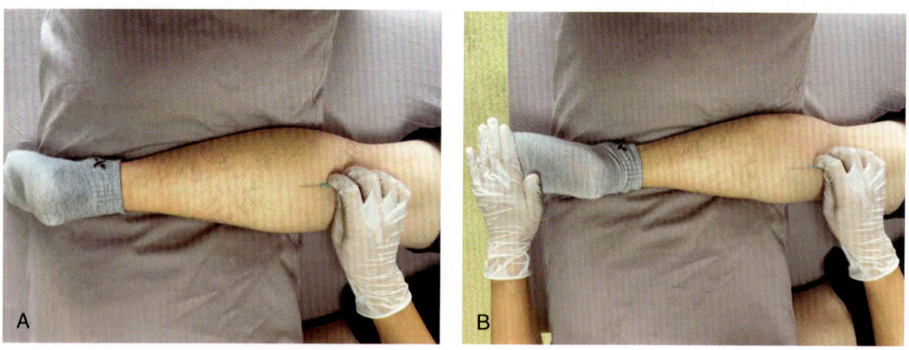

图 6-1-2 下肢部通用进针点 P2(A)、通用再灌注活动 RA2(B)

视频 6-1-1 下肢部病痛通用操作方案(P1 及 RA1)

视频 6-1-2 下肢部病痛通用操作方案(P2 及 RA2)

第二节　股骨头缺血性坏死

股骨头缺血性坏死为股骨头血供障碍或中断，使骨细胞及骨髓成分死亡，进一步引起骨组织坏死，最终导致股骨头结构改变甚至塌陷的疾病，简称股骨头坏死。其典型临床表现为髋关节周围疼痛及功能障碍，本病早期可没有明显症状和体征，具有起病隐匿且致残率高的特点，严重影响患者的生活质量，是骨科常见的难治性疾病。

根据病因分为创伤性和非创伤性，创伤性因素包括髋关节周围骨折、脱位、扭伤、挫伤等。非创伤性因素在我国主要为皮质类固醇药物的应用、酗酒、减压病、血红蛋白病、先天性髋关节发育不良、自身免疫性疾病等。目前的治疗方法包括非手术保守治疗、保髋手术治疗和髋关节置换术三种。浮针疗法对该病有着独特的见解与方法。浮针医学从缺血的本质入手，认为多种原因造成髋关节及其周围的相关肌肉如髂腰肌、耻骨肌、长收肌、缝匠肌、股直肌等出现患肌化时，会直接影响股骨头的动脉供血，进而导致股骨头血液循环障碍，最终引发股骨头缺血性坏死。因此，浮针治疗股骨头缺血性坏死的原理为：消除患肌，改善供血。

一、临床表现

按照股骨头坏死中国分期[1]分为五期。

Ⅰ期：临床前期，也称为静默髋。通常无明显症状和体征，X线片检查无异常，许多患者因患侧髋关节出现症状而行磁共振检查时发现。

Ⅱ期：早期，可能没有明显症状，或只是表现为腹股沟及大转子周围疼痛不适感，关节活动不受限，这时大部分患者不予重视，因此，多数患者确诊时已处于中晚期。X线片检查（±），磁共振（+）。

---

[1] 李子荣. 股骨头坏死临床诊疗规范[J]. 中华骨与关节外科杂志，2015，8(1)：1-6.

Ⅲ期：中期，也称为塌陷前期。表现为较重的急性髋部疼痛，内旋髋关节时疼痛明显，伴跛行。患者多主诉："之前有一些髋关节不适，并没有太在意，这次出现髋关节疼痛才来就诊。"就诊时已处于Ⅲ期。MRI T2WI 抑脂示骨髓水肿；CT 示软骨下骨折；X 线片示股骨头外轮廓中断，新月征阳性。

Ⅳ期：中晚期，也称为塌陷期。明显的髋部疼痛，严重跛行，髋关节内旋及外展受限。X 线片示股骨头塌陷但关节间隙正常。

Ⅴ期：晚期，属于骨关节炎期。X 线片显示：股骨头塌陷，关节间隙变窄，髋臼囊性变或硬化。此期疼痛及跛行进一步加重，髋关节屈曲内收内旋受限，甚至出现屈曲外旋、内收的关节畸形，关节功能严重受损，甚至致残，极大地影响患者的生活质量。

疾病早期 X 线片检查不显示异常，而磁共振具有早期诊断的能力，其特异性及敏感度均在 99% 以上，是诊断股骨头坏死的金标准。因此，建议对具有股骨头缺血性坏死相关诱发病因的人群，常规进行磁共振检查。

二、适应证（本病相关的现代医学病名）

符合股骨头缺血性坏死诊断标准的患者，均可参考本节进行浮针治疗。特别是表现为髋关节疼痛，久行久站后加重，休息后缓解，或伴下肢发凉的患者。

三、仅可改善症状的病痛

对伴有强直性脊柱炎等自身免疫性疾病的患者，浮针疗法仅可以改善相关症状，对于原发病仍然需要积极治疗。对于先天性髋关节发育不良的患者，浮针不能改变其骨性结构异常。

四、禁忌证

1. 严重的青少年股骨头坏死。
2. 伴有持续性或加重性疼痛者。
3. 其他治疗都没有效果，或者浮针治疗两次没有明显好转者。

4. 因为原发病还需要继续大量使用糖皮质激素的患者。

五、股骨头缺血性坏死专用操作方案

除了通用操作方案，股骨头缺血性坏死还经常需要采用专用操作方案。

股骨头缺血性坏死专用进针点 Px：臀中肌位置，由上向下进针。

股骨头缺血性坏死专用再灌注活动 RAx：患者取侧卧位，微屈髋、屈膝，髋关节外展，医者按住其膝关节外侧抗阻。（图 6-2-1、视频 6-2-1）

视频 6-2-1　股骨头缺血性坏死专用操作方案

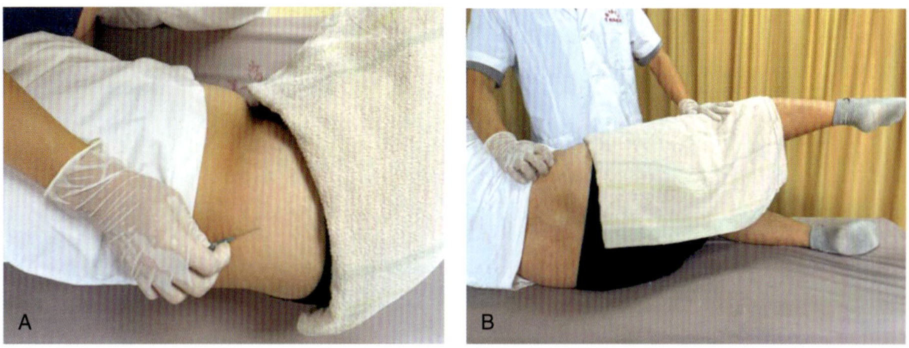

图 6-2-1　股骨头缺血性坏死专用进针点 Px（A）、专用再灌注活动 RAx（B）

六、预后及注意事项

（一）预后

对于Ⅰ期、Ⅱ期、Ⅲ期股骨头缺血性坏死患者，及时接受浮针治疗可改善股骨头血运，多数患者症状能得到明显缓解，且可促进坏死组织的修复，防止股骨头塌陷，预后相对较好。

Ⅳ期、Ⅴ期患者，由于股骨头结构已发生严重改变，患者已习惯跛行及关节畸形姿态，需要拉长周期打持久战，如此才能取得最后的胜利。

如果病程较长、双侧患病、病因复杂、未坚持完成治疗周期，且不遵守医嘱者，治疗效果将受到影响，预后较差。

对于伴有强直性脊柱炎等自身免疫性疾病及先天性髋关节发育不良的患者，预后也较差。

（二）注意事项

1. 实行大范围消除患肌的持久战。由于影响股骨头供血的肌肉较多，腰腹部、臀腿部患肌都不能放过。此外，骨骼的修复过程非常缓慢，因此，股骨头缺血性坏死的治疗周期比较长，达 1~2 年，故需要与患者充分沟通，取得患者理解配合，以期得到良好的长期疗效。

2. 早期诊断。不论有无临床症状和体征，对于既往有髋部创伤史、大剂量使用糖皮质激素史、高凝低纤溶史及减压仓工作史者，建议常规进行磁共振筛查。对于一侧髋关节确诊为股骨头缺血性坏死的患者，另一侧也建议同时进行磁共振筛查。

3. 对于缺乏磁共振检查设备的基层医疗同行，面对髋关节不适或疼痛的患者，建议鼓励患者前往上级医院明确诊断，以免误诊。

4. 对于由长期使用糖皮质激素、酗酒等导致的股骨头缺血性坏死患者，应合理停用激素、尽快戒烟酒。

5. 伴有血液疾病、自身免疫性疾病、减压病等患者需要积极治疗基础病。

第三节 慢性膝关节疼痛

慢性膝关节疼痛的病因众多，比如膝骨性关节炎、膝关节半月板损伤、创伤性滑膜炎、髌股关节综合征、髌腱炎、髌骨软骨软化症、髌下脂肪垫肥大、滑膜皱襞综合征、膝外侧疼痛综合征、膝关节滑囊炎等等，这些疾病诊断有的以影像学检查为依据，有的以触诊为依据，然而这些疾病并无特异性诊断依据，临床常常难以区分，让人困惑。浮针医学化繁为简地认为绝大多数慢性膝关节疼痛都是患肌所致，中医称此病为“膝痹”，现介绍如下。

一、临床表现

慢性膝关节疼痛多慢性发病，病程较长，好发于中老年人及肥胖人群，临床可见女性患者多于男性。

患者早期为阵发性疼痛，如上下楼梯、长时间行走、做蹲起等动作时出现，休息后可稍缓解。进一步发展，疼痛将转为持续性，疼痛程度轻重不一，可呈钝痛、刺痛或酸痛，疼痛在活动时加剧，休息后稍缓解。伴有不同程度的活动受限，部分患者在膝关节屈伸时会出现摩擦感、弹响。

后期严重者表现为膝关节长时间保持同一个体位后疼痛或夜间腿部疼痛，即“休息痛”，此期间甚至无法短时间站立和行走。

或伴肿胀，皮温正常或升高，尤其在剧烈活动后或晨起时明显。此外，患者常主诉膝关节周围有僵硬感，尤其在晨起或长时间静止后，活动一段时间后僵硬感可有所减轻。或伴膝关节怕冷、怕风的症状，遇寒冷、潮湿天气疼痛会明显加重。

患病日久，膝关节可见内翻、外翻、屈曲挛缩畸形，无法完成下蹲，甚至膝关节不能完全伸直。

X 线片检查或可见骨质增生、骨赘形成、关节间隙变窄。MRI 可显示半月板损伤、韧带损伤、骨髓水肿等表现。

二、适应证（本病相关的现代医学病名）

现代医学诊断的膝骨关节炎、半月板损伤、滑膜炎、滑囊炎、髌股关节综合征、髌腱炎、髌骨软骨软化症、髌下脂肪垫肥大、滑膜皱襞综合征、膝外侧疼痛综合征、胫骨粗隆骨骺炎、胫骨内髁炎等病，都可以参考本节进行治疗。疼痛符合以下特征的为浮针疗法的典型适应证：活动时疼痛加重，如上下楼梯时、行走时疼痛明显；天气寒冷或潮湿时疼痛加重；休息后或得热后疼痛减轻。

三、仅可改善症状的病痛

对伴有类风湿关节炎、痛风性关节炎等全身性疾病的患者，浮针疗法仅可以改善其相关症状，对于原发病仍然需要积极治疗。

四、禁忌证

1. 严重膝关节积液者。
2. 感染性的膝关节疼痛者。
3. 自身免疫性疾病活动期引起的膝关节疼痛者。
4. 严重外伤导致的急性膝关节疼痛者。
5. 膝关节游离体导致关节疼痛卡顿者。

五、慢性膝关节疼痛专用操作方案

除了通用操作方案，慢性膝关节疼痛还经常需要采用专用操作方案。

慢性膝关节疼痛专用进针点 Px：股直肌中上段位置，由上向下进针。

慢性膝关节疼痛专用再灌注活动 RAx：患者取仰卧位，腘窝处垫抱枕，伸直膝关节，医者按住其小腿前侧抗阻。（图 6-3-1、视频 6-3-1）

视频 6-3-1 慢性膝关节疼痛专用操作方案

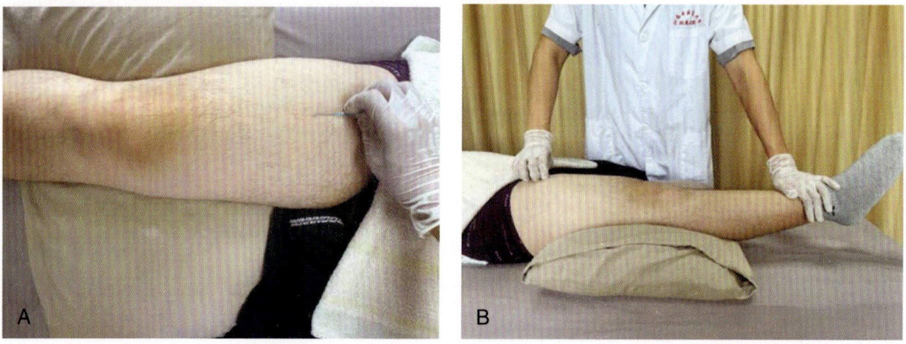

图 6-3-1 慢性膝关节疼痛专用进针点 Px（A）、专用再灌注活动 RAx（B）

六、预后及注意事项

（一）预后

慢性膝关节疼痛患者经浮针治疗，疗效总体满意。对于年老体弱、有高尿酸血症、体形肥胖、X 形或 O 形腿畸形、需要长时间站立行走工作的患者及血糖控制不佳的糖尿病患者，远期疗效不佳。X 形、O 形腿畸形及需要长时间站立行走工作的患者，相关肌肉易再次患肌化，进而再次出现膝关节疼痛等临床症状。

(二) 注意事项

1. 对初次就诊的患者，不要忘记询问并检查其对侧下肢情况。因为患侧疼痛，健侧肢体往往形成代偿失衡，久而久之，“健侧” 肢体可能已经隐匿性患病，此时建议两侧同治。

2. 治疗期间及临床治愈后的 2 周内建议患者尽量减少步行，以休息为主，可以配合空中蹬自行车等功能锻炼。特别是在疼痛症状好转后，有部分患者急于外出活动，可能导致疾病反复。

3. 有些患者因为疼痛而形成微屈曲膝关节的特殊姿势，可以主动询问或观察患者步态情况。

4. 注意下肢保暖，有些患者在夏季喜欢穿着短裤长时间待在空调房内，嘱患者改变这些不良生活习惯。

5. 对体形肥胖的患者，务必督促其减轻体重，以减轻膝关节负荷。

第四节　踝关节扭伤

急性踝关节扭伤是一种常见的肌肉骨骼损伤，以踝关节局部疼痛、肿胀、功能受限为主要临床表现。在日常生活及运动中经常发生，比如下楼梯时不慎踩空、从高处跳下时脚部发生扭转、运动时踩到他人足部等情况，一部分患者未第一时间就医或积极治疗，由此转变为陈旧性踝关节扭伤，甚至转化为习惯性踝关节扭伤，严重影响患者日常生活及运动。

一、临床表现

1. 急性疼痛，以患侧为主，局部压痛，活动脚踝时、踩地负重时疼痛加重。

2. 肿胀淤血，伴随着肿胀逐渐消退，淤血由暗红色逐渐变成紫色，后期可变为淡黄色，随着颜色的变浅，皮下淤血逐渐消散。

3. 活动踝关节时某个姿势或角度功能受限明显。

4. 患者常主诉：受伤时有“咔嚓样”爆裂感或裂开声。

早期进行X线片检查非常有必要，以防误诊。X线片表现为：局部软组织肿胀，无骨折、脱位等异常。如果疼痛肿胀持续多日未减轻，有必要进行磁共振、肌骨超声检查以排除轻微骨折及韧带、肌腱断裂可能。

陈旧性踝关节扭伤多由急性踝关节扭伤转化而来，表现为踝关节慢性隐痛、胀痛、酸痛，踝关节不稳定感、无力感，或伴局部肿胀。患者常主诉：“不能穿高跟鞋，不能走长路，走路时间稍长感觉酸痛加重，甚至出现局部肿胀。”

二、适应证（本病相关的现代医学病名）

现代医学诊断的急慢性踝关节扭伤、慢性踝关节不稳定、慢性踝关节疼痛、习惯性踝关节扭伤属于浮针疗法的适应证。如果系急性踝关节扭伤，需排除骨折、踝关节周缘韧带、肌腱断裂的情况，若有这些情况则不属于浮针适应证，不建议进行保守治疗，应建议患者到骨科就诊。

三、仅可改善症状的病痛

对伴有类风湿关节炎、痛风性关节炎等全身性疾病的慢性踝关节疼痛患者，也可以参考本节治疗，但仅可以改善其相关症状，对于原发病仍然需要积极治疗。

四、禁忌证

1. 踝关节严重血肿者。
2. 踝关节扭伤伴有骨折者。
3. 踝关节脱位者。
4. 踝关节韧带断裂者。
5. 肿胀持续增大者。

五、踝关节扭伤专用操作方案

除了通用操作方案，踝关节扭伤还经常需要采用专用操作方案。

踝关节扭伤专用进针点 Px：腓骨小头下方 2cm 左右处，由上向下进针。

踝关节扭伤专用再灌注活动 RAx：患者取仰卧位，踝关节背屈并外翻，医者按住其足背外侧抗阻。（图 6-4-1、视频 6-4-1）

视频 6-4-1 踝关节扭伤专用操作方案

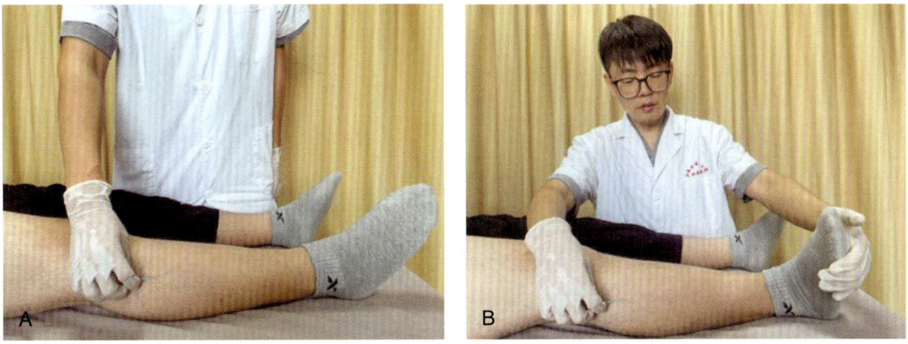

图 6-4-1 踝关节扭伤专用进针点 Px（A）、专用再灌注活动 RAx（B）

六、预后及注意事项

（一）预后

对于急性踝关节扭伤，在踝关节制动、充分休息的前提下，浮针疗法可以缓解局部疼痛，促进血液循环与组织液吸收，加快康复进程。陈旧性踝关节扭伤，由于患肌形成日久，所需治疗次数稍多，最终慢性疼痛、关节活动受限等症状也能得到满意的疗效。

（二）注意事项

1. 对于部分早期局部肿胀严重，且肿胀消退缓慢的患者，需要注意隐匿性骨折的可能，可以再次行 X 线片或磁共振检查确定有无骨折。

2. 对于急性踝关节扭伤，24 小时内不建议进行浮针治疗，应立即在肿胀局部冰敷 15~20 分钟，清醒状态下每 2~3 小时 1 次；抬高患肢至高于心脏水平；用弹性绷带稍加压包扎踝关节。以上措施的目的在于减轻肿胀、减少出血。24 小时后如肿胀没有继续加重，可开始尝试浮针治疗。

3. 治疗期间尽量减少步行，需穿戴空气夹板、半刚性固定带等护踝支具（图 6-4-2）限制踝关节活动，以利于损伤修复。

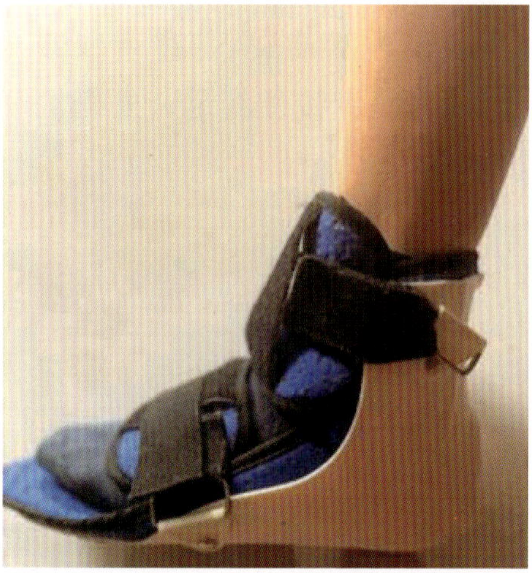

图 6-4-2 护踝支具

4. 大约 5 天后肿胀开始消退，此时鼓励患者进行适当的踝关节背伸及跖屈功能锻炼，并逐步谨慎开展踝关节内外翻训练。随着疾病好转，逐步减少护踝支具的使用时间并增加步行时间。

5. 陈旧性踝关节扭伤的患者，由于病程日久，治疗次数可能需稍多一些。

第五节 跟 痛 症

跟痛症又称足跟痛、跟骨痛，以足跟部疼痛及步行困难为主要症状，严重影响患者的行走功能和生活质量。好发于肥胖人群、跑步者、负重劳动者、中老年人。近年来随着马拉松等长跑运动的广泛开展，跟痛症的发病率逐年升高。以往该病被认为与跟骨骨刺相关，因此直接以跟骨骨刺称呼这类病痛。但近年来越来越多证据表明跟骨骨刺与跟痛症没有必然关系，骨刺的严重程度与本病严重程度也没有相关性。浮针医学认为该病与病理性紧张的肌肉有关。

一、临床表现

1. 跟痛症的典型表现为足跟部疼痛，尤其在晨起或长时间休息后首次站立行走时疼痛剧烈，行走片刻后疼痛可稍缓解，但长时间负重或行走后疼痛再次加重。疼痛性质多为钝痛、刺痛或酸痛，可因气候变化、劳累等因素加重。

2. 疼痛多在近期跑步、负重活动增加后出现。

3. 患病日久可伴小腿部紧束感，甚至无力感。

4. 触诊时可在跖筋膜起点（跟骨结节内侧）触及明显压痛点。

5. 可伴有主动与被动踝关节背伸活动度受限，严重者甚至足弓塌陷，出现行走困难、步态异常。

6. Windlass 测试阳性：患者站在凳子上，两只脚应均匀负重。患侧跖骨头完全伸出凳子边缘，检查者伸展第一趾骨并允许趾间关节屈曲。被动伸展至跖趾关节活动度末端时疼痛出现。（图 6-5-1）

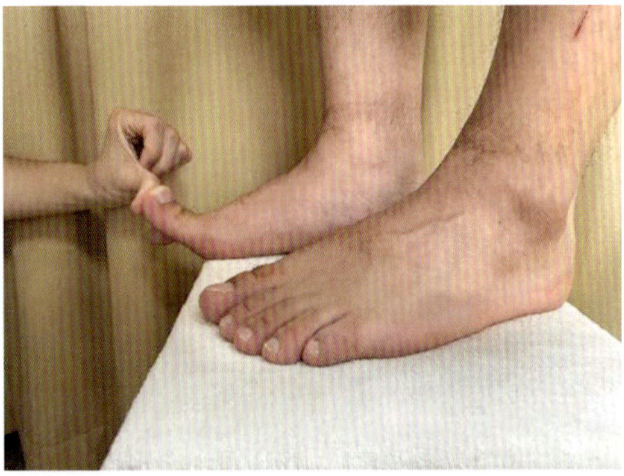

图 6-5-1 Windlass 测试

二、适应证（本病相关的现代医学病名）

现代医学诊断的跟痛症、足底筋膜炎、跟骨骨刺、跟骨脂肪垫综合征、跟腱炎、跟骨后滑囊炎等疾病，都属于浮针疗法的适应证，或可以参考本节治疗。

三、仅可改善症状的病痛

对伴有类风湿关节炎、痛风性关节炎等全身性疾病的跟痛症患者，也可以参考本节治疗，但仅可以改善其相关症状，对于原发病仍然需要积极治疗。

四、禁忌证

1. 过度使用激素封闭治疗的患者，因为过度使用激素封闭针可能会直接破坏足底筋膜。

2. 外伤或感染导致的跟痛患者。

3. 盲目开展手术治疗后的患者。

五、跟痛症专用操作方案

除了通用操作方案，跟痛症还经常需要采用专用操作方案。

跟痛症专用进针点 Px：根据跟骨痛的内、外侧位置，分别选择腓肠肌内侧头或外侧头起点，由近心端向远心端进针。

跟痛症专用再灌注活动 RAx：患者取俯卧位，踝关节跖屈内翻或跖屈外翻，医者按住其足底抗阻。（图 6-5-2、视频 6-5-1）

视频 6-5-1　跟痛症专用操作方案

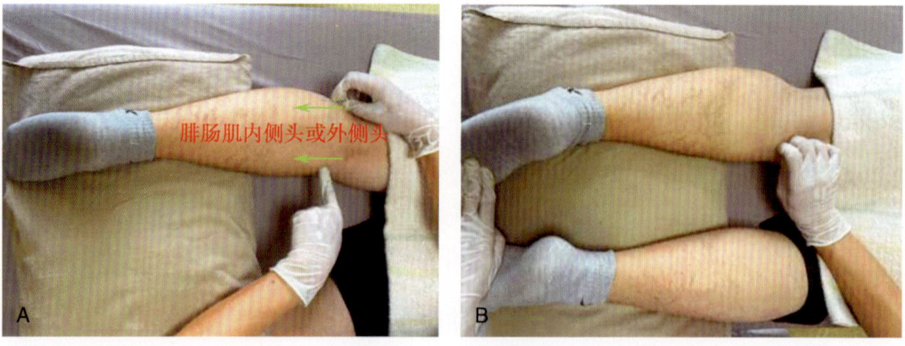

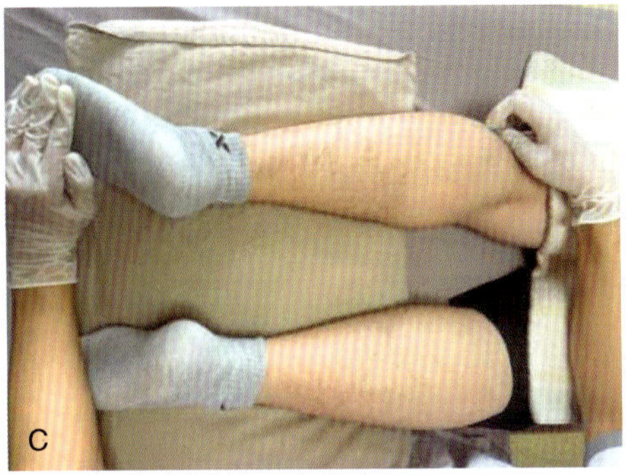

图 6-5-2　跟痛症专用进针点 Px（A）、专用再灌注活动 RAx（B. 跖屈内翻、C. 跖屈外翻）

六、预后及注意事项

（一）预后

根据我们的临床观察，伴有小腿部紧绷感，且疼痛与天气变化、久行久站关系密切的跟痛症，疗效比较确切，预后较好。肥胖且无法充分休息者，伴有局部积液者，合并糖尿病等代谢疾病的老年患者，预后均较差。

（二）注意事项

1. 治疗期间尽量减少步行，禁止跑步及负重活动，以利于患肌、肌腱及筋膜修复。

2. 建议患者穿着软底鞋。

3. 跖筋膜、腓肠肌、比目鱼肌牵伸训练简单易行，指导患者练习数次后令其自行在家练习。①跖筋膜牵伸：取椅坐位，屈髋屈膝，外旋髋关节，将患足置于健侧大腿上方，用手握住患足使足趾背屈拉伸，至足弓紧张为度，见图 6-5-3A。②坐位腓肠肌牵伸：患者坐于床边，患侧膝关节伸直置于床上，将长条毛巾中点置于前脚掌处，双手分别握住毛巾两端，牵拉使踝关节背屈至腓肠肌感到紧张为度，见图 6-5-3B。③站立位腓肠肌牵伸：双臂前举平肩后，扶墙站立，双脚前后分开，健足在前，患足在后，患足足趾正对健足足跟。前腿膝盖稍弯曲，身体前倾，患肢膝盖伸直，足跟不离于地面，背屈踝关节牵伸腓肠肌，见图 6-5-3C。

④站立位比目鱼肌牵伸：双臂前举平肩后，扶墙站立，双脚前后分开，健足在前，患足在后，面墙站立，屈曲双膝下蹲位，身体前倾，保持脚跟紧贴地面，背屈踝关节牵伸比目鱼肌，见图 6-5-3D。

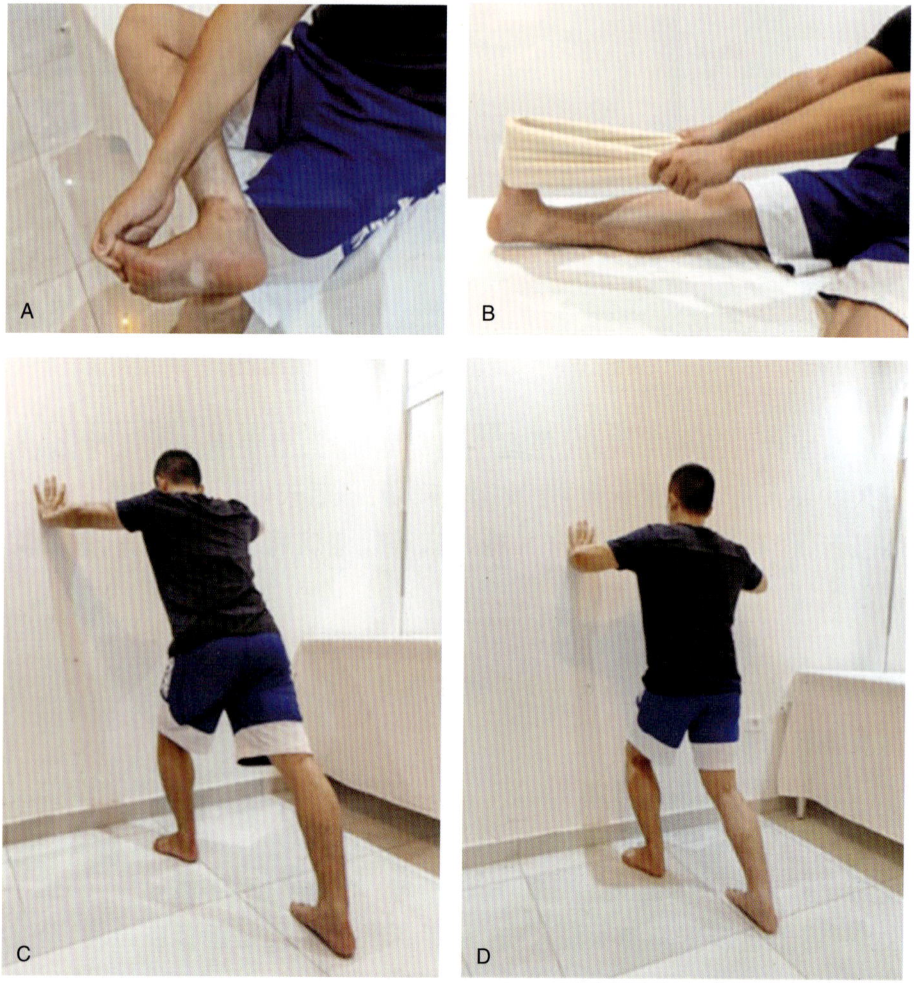

图 6-5-3 跖筋膜牵伸(A)、坐位腓肠肌牵伸(B)、站立位腓肠肌牵伸(C)、站立位比目鱼肌牵伸(D)

第六节 糖尿病足

糖尿病足是继发于糖尿病周围神经病变和糖尿病下肢血管病变的严重慢性疾病，最终会导致足踝部以下组织溃疡、感染，甚至坏疽。糖尿病足具有较高致残、致死的风险。一项研究表明我国糖尿病患者每年发生溃疡的概率为 8.1%，糖尿病足患者每年截肢的概率为 5.1%[1]。由于我国糖尿病患者基数庞大，因此，糖尿病足患者数量巨大，给个人及社会带来严重的经济负担。

糖尿病导致血管病变的机制复杂，涉及微血管、小血管和大血管，而糖尿病周围神经病变的病机包括微血管病变所致的神经缺血、高血糖及细胞代谢异常对神经元的直接作用。所以排除高血糖的因素，糖尿病足本质上被认为是缺血性或供血障碍性疾病。浮针医学认为血液循环障碍与病理性紧张的患肌密切相关，这就是浮针干预糖尿病足的理论基础。本病中医称为"脱疽"或"筋疽"。

一、临床表现

1. 神经病变表现：早期患肢有皮肤刺痛感、烧灼感，后期逐渐出现肢体末端皮肤感觉减退或缺失，典型表现为患者自述："两只脚感觉时时刻刻穿着一双袜子，走路时有踩棉絮感。"

2. 下肢缺血表现：足部末端皮温下降，间歇性跛行，静息痛。

3. 因为足部末端感觉下降，患者极易受到损伤而不自知，如剪指甲不慎损伤脚趾皮肤或引起甲沟炎，未及时处理而发生溃疡；或者由于足部末端缺血而自发形成溃疡。最后演变为坏疽，伴或不伴感染。

---

[1] JIAN G Y, WANG X, XIA L, et al. A cohort study of diabetic patients and diabetic foot ulceration patients in China [J]. Wound repair and regeneration, 2015, 23(2): 222-230.

查体：皮肤干燥无汗，白皮屑附着，汗毛减少甚至脱落，肌肉松软萎缩，双足特别是足末端皮温下降，严重时足趾皮肤青紫。足背动脉、胫后动脉搏动减弱或消失。

辅助检查：下肢动脉彩超、CT 血管成像、磁共振血管成像、DSA 等影像学检查均可明确诊断。

二、适应证（本病相关的现代医学病名）

现代医学诊断的糖尿病足、糖尿病周围神经病变、糖尿病下肢血管病变等疾病都属于浮针疗法的适应证。

注：浮针可以治疗糖尿病足溃疡、麻木、肢端皮温下降等并发症。目前没有证据表明浮针可以治疗糖尿病本身。

三、禁忌证

1. 空腹血糖很高，例如高于 12mmol/L 的。
2. 创面有渗出液流出，怀疑感染的，此时一定要先行控制感染。
3. 伴有疲乏、食欲减退、恶心呕吐、多尿、口干、头痛、嗜睡、呼吸深快，怀疑酮症酸中毒、高渗高血糖综合征等急危症的。

四、糖尿病足专用操作方案

除了通用操作方案，糖尿病足还经常需要采用专用操作方案。

糖尿病足专用进针点 Px：腓骨小头下方 2cm 左右处，由上向下进针。

糖尿病足专用再灌注活动 RAx：患者取仰卧位，足外翻，医者按住其足外侧抗阻。（图 6-6-1、视频 6-6-1）

视频 6-6-1 糖尿病足专用操作方案

五、预后及注意事项

（一）预后

不伴感染的糖尿病足经过浮针治疗，疗效总体满意。足部疼痛、

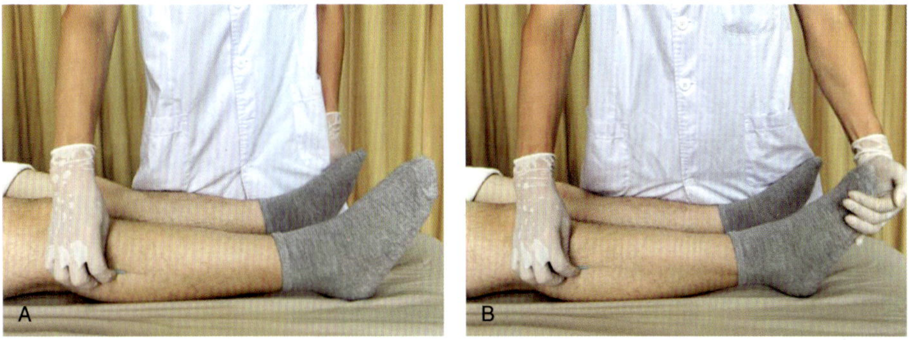

图 6-6-1　糖尿病足专用进针点 Px（A）、专用再灌注活动 RAx（B）

肢端皮温下降常能较快得到缓解；足部溃疡、干性坏疽需要的疗程较长，通过消除足部患肌，逐步改善下肢血液循环，足部溃疡大多能得以愈合。麻木、袜套征等周围神经缺血症状恢复较为缓慢，需缓缓图之。图 6-6-2[1] 展示了糖尿病足足背溃疡浮针治疗后的连续变化过程。

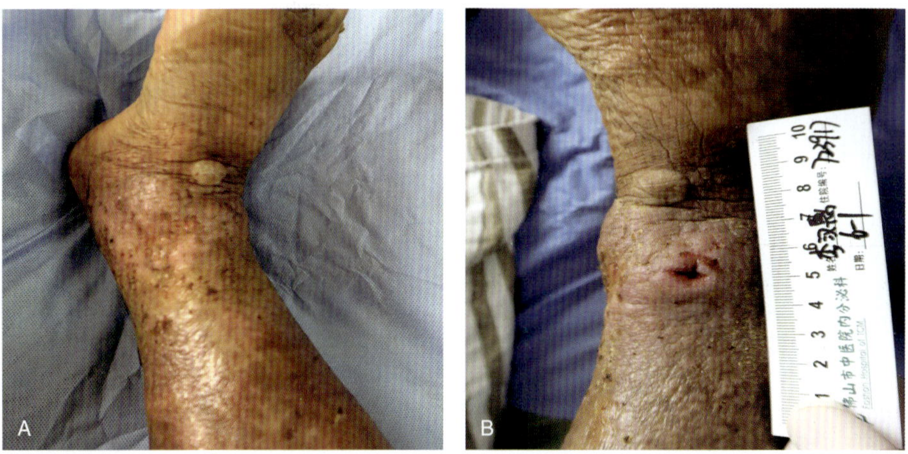

1　QI F, HUANG H Y, CAI Y Y, et al. Adjacent Fu's subcutaneous needling as an adjunctive healing strategy for diabetic foot ulcers: Two case reports [J]. Medicine, 2022, 101(50): e32271.

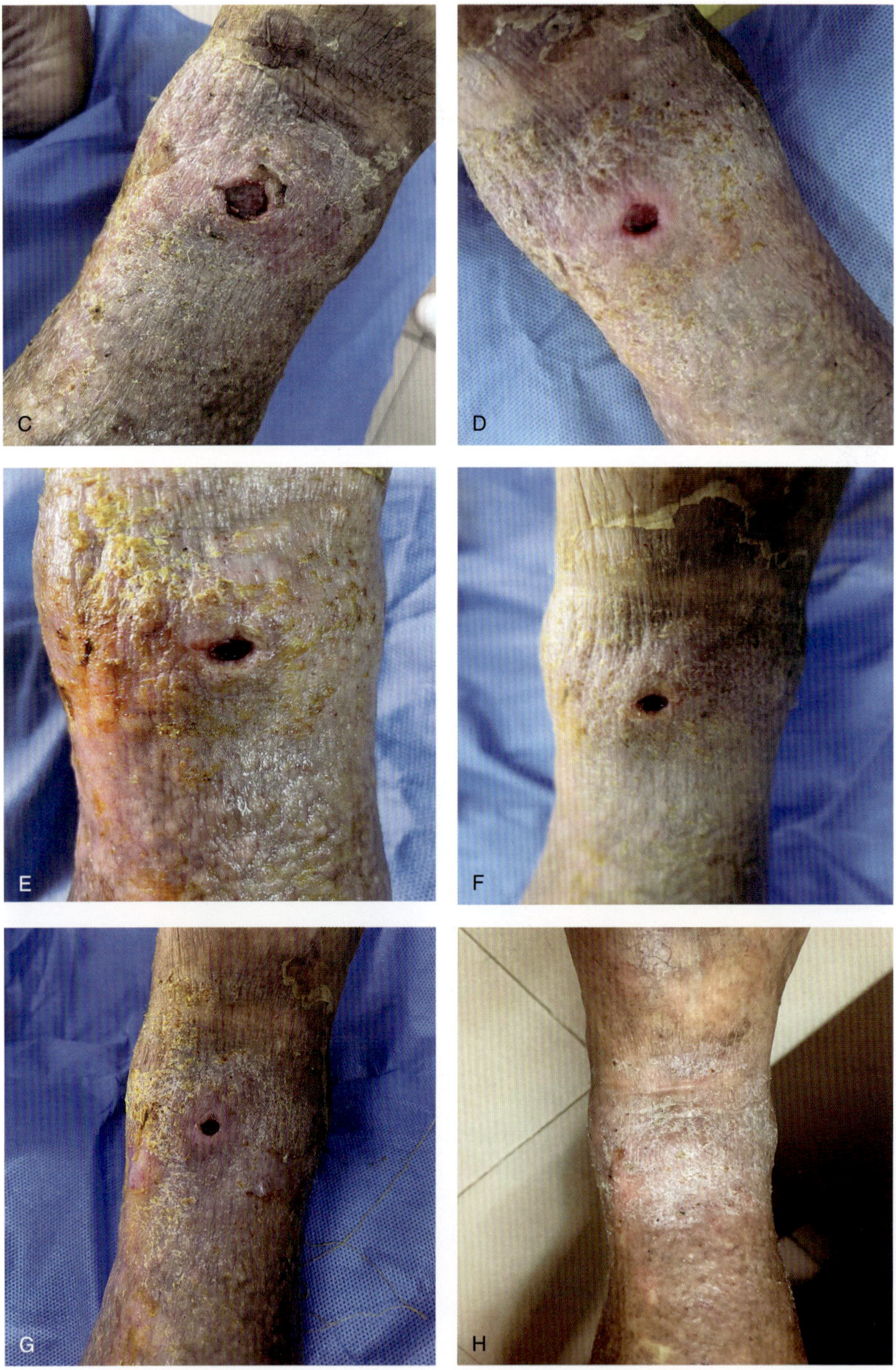

图 6-6-2 糖尿病足足背溃疡浮针治疗后的连续变化

（二）注意事项

1. 进针时避开溃疡部位，常常针对上游患肌进行治疗。

2. 对足部溃疡的患者，在浮针治疗的同时，进行创面换药预防感染十分必要。

3. 建议患者穿着合适宽松的鞋子，保持足部干燥，注意足部卫生。

4. 外出时禁止赤脚行走，避免意外伤害。

5. 避免足部烫伤、冻伤、甲沟炎、皮肤软组织损伤等诱发溃疡、感染的因素。

6. 积极处理水疱、血疱、鸡眼、胼胝、足癣等诱发溃疡、感染的因素。

7. 通过生活方式调节、药物调节等方式控制血糖，这点非常重要。

第七节　不宁腿综合征

不宁腿综合征又称不安腿综合征，被认为是神经系统感觉运动功能障碍性疾病。表现为有强烈的不可抗拒地活动下肢的愿望，多在安静状态下或夜间睡觉时发作，严重者影响睡眠质量，甚至引发焦虑抑郁。目前该病的诊断缺乏特异性的生物学指标、检查手段，这给本病的诊断与治疗带来了困难，成为现今医学界的难题。此病按病因可分为原发性和继发性两类，原发性通常有家族史，发病年龄多小于 45 岁；继发性与多种神经系统疾病（如帕金森病、脑卒中、多发性硬化、脊髓病变等）、铁缺乏、妊娠或慢性肾脏疾病（尤其是接受透析的患者）有关，发病多在 40 岁以后。早期研究表明，缺铁导致的中枢神经系统铁储备减少是最普遍的原因[1]。浮针医学对此有不同见解，下面我们从患肌视角来看不宁腿综合征。

---

[1] ONDO W，JANKOVIC J. Restless legs syndrome：Clinicoetiologic correlates［J］. Neurology，1996，47（6）：1435-1441.

一、临床表现

1. 患者有强烈的腿部不适感，描述为酸胀感、紧束感、拉扯感、蚁行感、蠕动感，甚至烧灼感、针刺感，或者是疼痛感。患者常主诉："晚上躺在床上困得要死，但总感觉腿部不舒服，也说不出来哪里不舒服，好像有无数的小蚂蚁在身上爬行，不动动腿就不自在。"

2. 症状以小腿部为主，可以是双侧或单侧；有时症状可累及大腿及上肢。

3. 腿部不适感通常在安静状态下或休息时出现，如长时间乘坐火车、飞机时，尤其在傍晚或夜间发生最多。

4. 为了缓解上述不适感，患者有活动肢体、改变体位、敲打患肢的强烈冲动，行走或弯曲腿部等活动后，腿部不适可部分或完全缓解。

5. 排除其他疾病：症状不能由其他疾病（如腓肠肌痉挛、静脉曲张、下肢水肿、关节炎、肌痛症等）或习惯性踮脚解释。

6. 严重者可伴有失眠、焦虑、抑郁等严重影响日常生活的精神障碍。

7. 辅助检查：血常规、血清铁蛋白、总铁结合度、转铁蛋白饱和度等检查可排除缺铁性贫血继发的不宁腿综合征。多导睡眠监测（PSG）显示有睡眠中周期性肢体运动（睡眠中不自觉地背伸踝关节、屈膝或屈髋，甚至抬腿蹬脚）。70%~80% 的成人患者检测到周期性肢体运动指数 ≥ 5 次 /h。同时存在睡眠潜伏期延长、觉醒指数升高等异常睡眠结构改变。

二、适应证（本病相关的现代医学病名）

现代医学诊断的不宁腿综合征（又称 Willis-Ekbom 病）等疾病属于浮针疗法的适应证。

三、仅可改善症状的病痛

对于由帕金森病、脑卒中、多发性硬化、脊髓病变、铁缺乏、妊娠或慢性肾脏疾病等原发病引发的不宁腿综合征，浮针可以改善其相关症状，但需同时积极治疗原发病。

四、禁忌证

1. 外周神经细胞明确坏死的病变。
2. 外周血管栓塞等病变。
3. 合并焦虑障碍、抑郁障碍，且对浮针治疗不信任的患者。

五、不宁腿综合征专用操作方案

除了通用操作方案，不宁腿综合征还经常需要采用专用操作方案。

不宁腿综合征专用进针点Px：腓骨小头下方2cm左右处，由上向下进针。

不宁腿综合征专用再灌注活动RAx：患者取仰卧位，足外翻，医者按住其足外侧抗阻。（图6-7-1、视频6-7-1）

视频6-7-1　不宁腿综合征专用操作方案

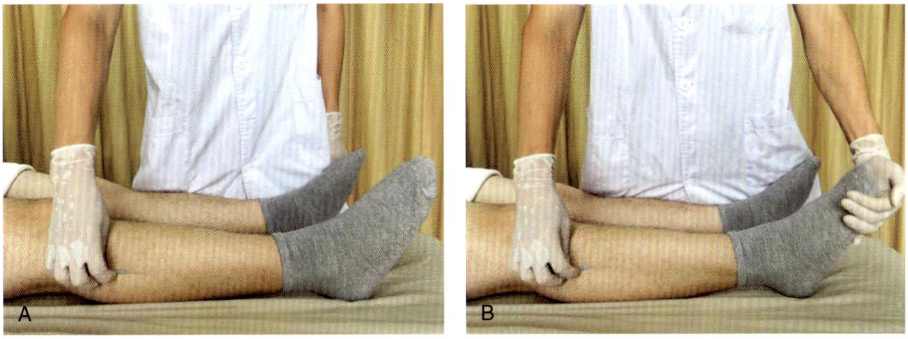

图6-7-1　不宁腿综合征专用进针点Px（A）、专用再灌注活动RAx（B）

六、预后及注意事项

（一）预后

原发性不宁腿综合征浮针治疗总体效果满意，经过规范治疗，小腿不适、疼痛、异常感觉常能迅速缓解。对于继发性不宁腿综合征患者，经过治疗相关症状好转后，若原发病没有解除，仍存在反复的可能。

（二）注意事项

1. 对于病程较长的患者，患肌的范围较为广泛，需要扩大浮针治疗范围至胸腹部及腰臀部。

2. 伴有焦虑或抑郁的患者，其自身很可能对疾病存在认知偏差，缺乏治愈的信心。因此，在浮针治疗的同时，配合心理治疗尤为关键。

3. 对于合并糖尿病、慢性肾脏病、贫血等疾病导致血环境不良的患者，务必改善其血环境，如此才能取得远期疗效。

4. 当患者血清铁蛋白水平小于 75μg/L 和 / 或转铁蛋白饱和度小于 45% 时，补充铁剂有利于疾病康复。

5. 避免使用诱发本病的药物和物质，如多巴胺受体拮抗剂、抗抑郁药、抗组胺药、钙通道阻滞剂、咖啡因、茶、尼古丁、酒精、能量饮料等。

6. 保证温度湿度适宜、安静舒适的睡眠环境；通过按摩、洗澡等方式使得腿部放松后再开始睡眠；保持良好的睡眠规律；避免睡眠剥夺，比如值晚班等。

第七章
内科杂病

第一节 内科杂病进针前注意事项及通用操作方案

本章介绍的内科杂病分为呼吸系统杂病、消化系统杂病、泌尿系统杂病三部分。在本章，呼吸系统杂病介绍了慢性咳嗽、过敏性哮喘；消化系统杂病介绍了慢性疼痛性胃病、慢性呃逆、功能性便秘、肠易激综合征；泌尿系统杂病介绍了输尿管结石、前列腺炎。

一、内科杂病进针前注意事项

1. 务必排除各病症的禁忌证，若明确非适应证，坚决不动手。

2. 凝神定志，务必确保患者相关部位处于放松状态，不放松，不动针。

3. 保持平常心，分析病情，尽量降低患者的期望值。

4. 治疗时以仰卧位为主。

5. 腹部及腰骶部进针前务必排除孕龄女性妊娠可能。

6. 每个方向的再灌注活动进行 1 次，每次持续 8 秒左右。

7. 进针点及再灌注活动都选择在症状明显的一侧，如两侧都有病痛，难以抉择时，可任选一侧。

二、呼吸系统杂病通用操作方案

呼吸系统杂病通用进针点 P1：任选一侧，前臂前侧中央靠内侧，由远端向近端进针。

呼吸系统杂病通用再灌注活动 RA1：患者取仰卧位，前臂旋后位屈曲肘关节，医者按住其腕关节前侧抗阻。（图 7-1-1、视频 7-1-1）

视频 7-1-1 呼吸系统杂病通用操作方案（P1 及 RA1）

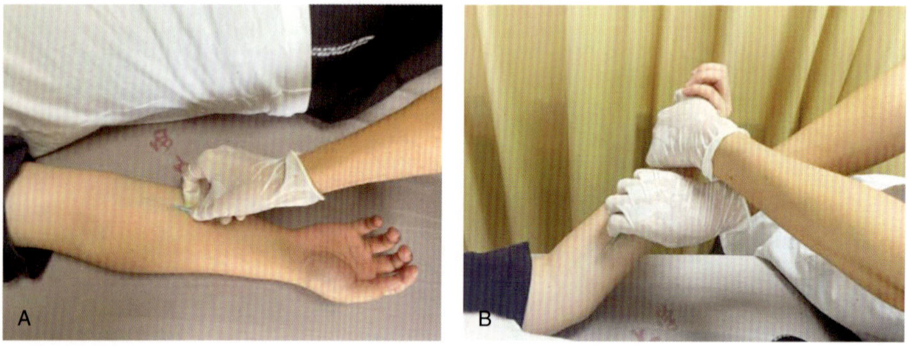

图 7-1-1 呼吸系统杂病通用进针点 P1（A）、通用再灌注活动 RA1（B）

呼吸系统杂病通用进针点 P2：任选一侧，肩峰内约 3cm，由外向内进针。

呼吸系统杂病通用再灌注活动 RA2：患者俯卧位，用力耸肩，医者按住其肩峰处抗阻。（图 7-1-2、视频 7-1-2）

视频 7-1-2 呼吸系统杂病通用操作方案（P2 及 RA2）

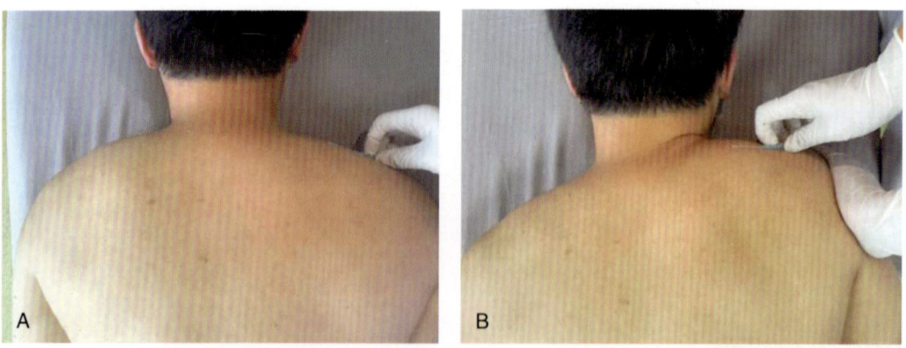

图 7-1-2 呼吸系统杂病通用进针点 P2（A）、通用再灌注活动 RA2（B）

三、消化系统杂病通用操作方案

消化系统杂病通用进针点 P1：剑突下 3cm，由上向下进针。

消化系统杂病通用再灌注活动 RA1：患者仰卧位，吸气鼓腹，医者按住其隆起腹部抗阻。（图 7-1-3、视频 7-1-3）

视频 7-1-3　消化系统杂病通用操作方案（P1 及 RA1）

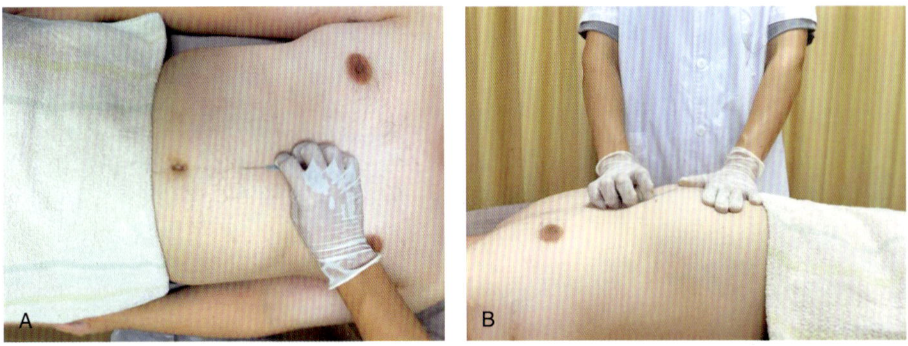

图 7-1-3　消化系统杂病通用进针点 P1（A）、通用再灌注活动 RA1（B）

消化系统杂病通用进针点 P2：任选一侧，大腿下段内侧中央，由远端向近端进针。

消化系统杂病通用再灌注活动 RA2：患者仰卧位，髋关节屈曲并内收，医者按住其膝关节内侧抗阻。（图 7-1-4、视频 7-1-4）

视频 7-1-4　消化系统杂病通用操作方案（P2 及 RA2）

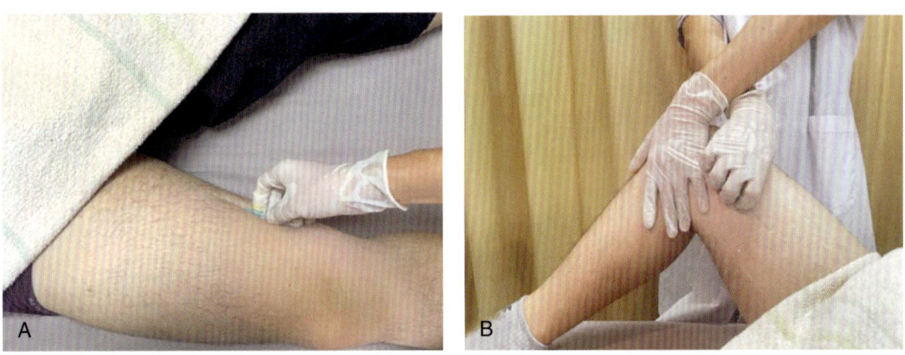

图 7-1-4　消化系统杂病通用进针点 P2（A）、通用再灌注活动 RA2（B）

四、泌尿系统杂病通用操作方案

泌尿系统杂病通用进针点 P1：患者小腿内侧中央，由远端向近端进针。输尿管结石患者选择患侧，前列腺炎患者选择症状明显的一侧，难以抉择时任选一侧。

泌尿系统杂病通用再灌注活动 RA1：患者侧卧，小腿内侧朝上，用力抬高，医者按住其足跟前方抗阻。（图 7-1-5、视频 7-1-5）

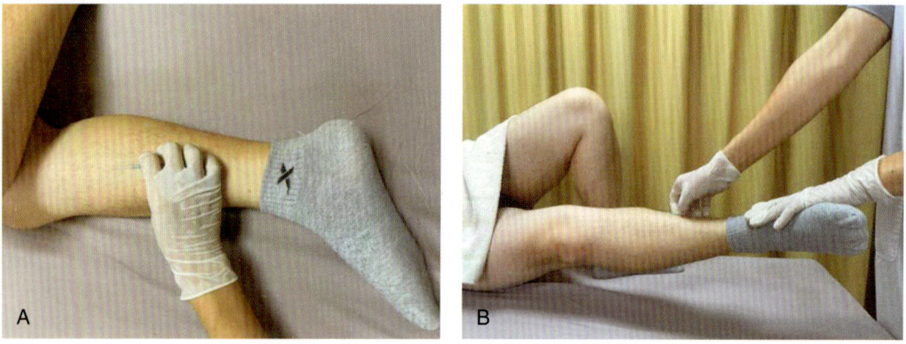

图 7-1-5 泌尿系统杂病通用进针点 P1（A）、通用再灌注活动 RA1（B）

泌尿系统杂病通用进针点 P2：大腿内侧下段中央，由远端向近端进针。输尿管结石患者选择患侧，前列腺炎患者选择症状明显的一侧，难以抉择时任选一侧。

泌尿系统杂病通用再灌注活动 RA2：患者取仰卧位，髋关节屈曲并内收，医者按住其膝关节内侧抗阻。（图 7-1-6、视频 7-1-6）

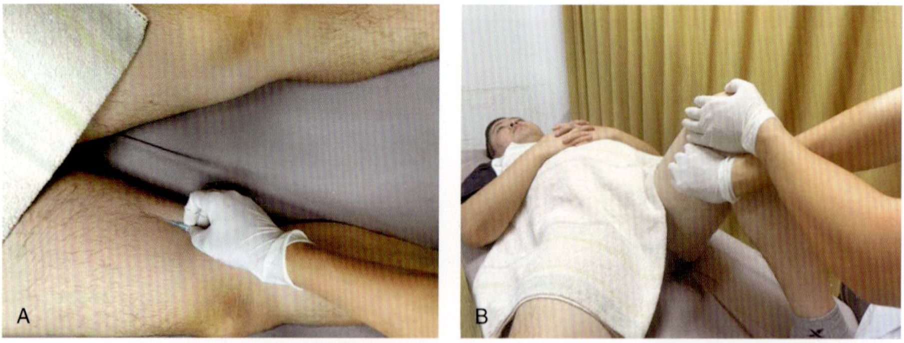

图 7-1-6 泌尿系统杂病通用进针点 P2（A）、通用再灌注活动 RA2（B）

视频 7-1-5 泌尿系统杂病通用操作方案（P1 及 RA1）

视频 7-1-6 泌尿系统杂病通用操作方案（P2 及 RA2）

第二节 慢性咳嗽

咳嗽是一种反射性防御动作，其目的是通过咳嗽动作将呼吸道内分泌物或异物排出人体外。但有部分人群遭受感染性呼吸道疾病或受凉后，常常遗留咳嗽症状，表现为干咳、久咳，或伴咽痛胸闷、气短乏力，日久甚至诱发咯血及自发性气胸等。这种频繁咳嗽严重影响日常工作，甚至影响睡眠。这种咳嗽是本节讨论的重点。

一、临床表现

慢性咳嗽的主要临床表现是干咳、久咳，不伴咳痰，或只有少量黏液痰，或伴咳白色泡沫样痰。久咳后可能伴有咽痛胸闷、气短乏力等不适。

与季节气温变化关系密切。冬春季症状加重，夏秋季症状减轻。近年来夏季咳嗽较前有增多，可能和吹空调关系密切。患者常主诉："不敢吹空调，甚至比一般人怕冷，每次吹空调后都感觉喉咙发痒，继而出现咳嗽不止。"有的患者表现为夜间气温下降时发病。

触摸按压胸锁乳突肌、斜角肌等相关患肌时可诱发喉痒干咳，患肌消除、病情缓解后，用相同方式再次触摸按压该肌肉则不再诱发喉痒干咳。

辅助检查：血常规、C 反应蛋白、结核分枝杆菌等检验无异常。胸部 CT 提示无器质性病变。

二、适应证(本病相关的现代医学病名)

慢性咳嗽;咳嗽变异性哮喘;以咳嗽咽痒、咽部异物感为主症的慢性咽炎(梅核气)。

三、仅可改善症状的病痛

慢性阻塞性肺疾病及支气管哮喘缓解期进行浮针干预,可以减轻咳嗽症状并减少急性发作频率。

四、禁忌证

1. 咳嗽伴咳大量黄痰,或痰中少量鲜红,或锈色样血丝,或咳脓血样痰,考虑肺炎等呼吸道感染性疾病者。

2. 持续加重的咳嗽伴胸闷或乏力或体重下降,考虑肺癌等恶性疾病者。

3. 咳嗽伴胸痛、胸闷、呼吸浅快或呼吸困难者。

4. 伴随有白细胞或中性粒细胞增高的感染性咳嗽。

五、慢性咳嗽专用操作方案

除了通用操作方案,慢性咳嗽还经常需要采用专用操作方案。

慢性咳嗽专用进针点 Px:胸骨柄上段中央,由下向上进针。

慢性咳嗽专用再灌注活动 RAx:患者仰卧位,头颈部屈曲,医者按住其前额抗阻;或令其头部抬离枕头,缓慢左右转头,配合咳嗽或深呼吸。(图 7-2-1、视频 7-2-1)

视频 7-2-1 慢性咳嗽专用操作方案

六、预后及注意事项

(一) 预后

对于患肌引发的慢性咳嗽,浮针治疗往往当场见效。症状消除后,

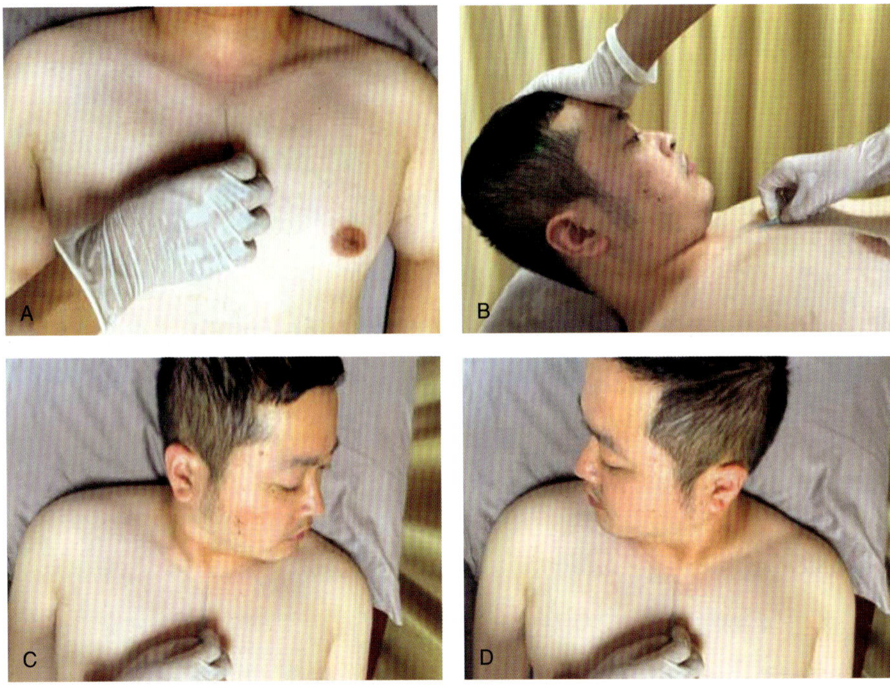

图 7-2-1 慢性咳嗽专用进针点 Px(A);专用再灌注活动 RAx:抬头抗阻(B. 抬头抗阻、C、D. 头部抬离枕头,缓慢左右转头,配合咳嗽或深呼吸)

坚持遵守医嘱可保远期疗效稳定。

(二) 注意事项

1. 明确诊断,排除肺癌等恶性疾病、呼吸道感染性疾病非常重要,这些疾病并非浮针的适应证。

2. 对于遇冷加重或较常人怕冷的患者,嘱其避免使用空调,加强全身肌肉力量训练,配合气血操等康复锻炼,以提高肌肉产生热量、动脉运输热量的能力。

3. 戒烟、避免食用辛辣刺激的食物、避免接触可吸入颗粒污染的空气。

4. 腹式呼吸训练有助于疾病康复。

第三节 过敏性哮喘

过敏性哮喘是一种常见的呼吸系统疾病，属于哮喘的一种特殊类型。其主要特征是由过敏原引发的气道慢性炎症，导致气道高反应性和可逆性气流受限。过敏性哮喘的发作与接触过敏原(如花粉、尘螨、动物皮屑等)密切相关，且常有明显的过敏史及家族聚集现象。使用解除支气管平滑肌痉挛的药物非常有效，因此，该疾病为肌肉功能异常性疾病，属于浮针疗法的治疗范畴。

一、临床表现

过敏性哮喘最典型的表现为接触过敏原后突然发作的咳嗽、喘息、胸闷、气急。喘息症状多表现为呼气性呼吸困难，患者自觉呼气费力，有时伴有明显的哮鸣音(类似吹哨声)。咳嗽多为刺激性干咳，常在夜间或凌晨发作、加重，发作持续数小时甚至数天，经过药物治疗后缓解或自行缓解，症状常严重影响睡眠。

部分患者发作前会有先兆症状，如鼻痒、打喷嚏、流鼻涕等过敏性鼻炎的表现，或伴有咽部异物感、咽干等呼吸道症状。

该病发作期临床表现差异较大，轻度发作时，患者仅表现为活动后气短，能平卧，说话流利，听诊可闻及散在的哮鸣音；中度发作时，稍微活动也感觉气短，喜坐位，说话断续，可闻及明显的弥漫性哮鸣音；重度发作时，患者端坐呼吸，大汗淋漓，只能吐出单字，闻及响亮弥漫性哮鸣音，甚至出现口唇发绀、意识模糊等危及生命的情况。

该病常季节性发作，如春季花粉播散期。部分患者可同时伴有过敏性鼻炎、荨麻疹等其他过敏性疾病。由于症状反复发作，且部分患者对病情重视不足，可能因未及时治疗而导致病情加重。因此，对于有过敏史的人群，应主动询问“是否在接触花粉、尘螨、宠物毛屑等物质后出现过喘息、咳嗽等症状”以进行筛查。

辅助检查:支气管舒张试验阳性;支气管激发试验阳性。

二、适应证(本病相关的现代医学病名)

现代医学诊断为过敏性哮喘(又称特应性哮喘、变应性哮喘)、季节性哮喘(与花粉等季节性过敏原相关)、咳嗽变异性哮喘、胸闷变异性哮喘的患者,可以参考本节进行治疗。

三、仅可改善症状的病痛

哮喘合并慢性阻塞性肺疾病的患者,在控制感染的基础上,可以通过浮针疗法缓解喘息、咳嗽等症状,并减少病情复发。复发性多软骨炎为自身免疫系统疾病,累及气管、支气管出现哮喘症状时,浮针或可缓解喘息、咳嗽等症状。

四、禁忌证

1. 哮喘急性发作时生命体征危急的。
2. 急性喉头水肿。
3. 伴有心功能不全的患者,比如急性左心衰引起突发气急、喘息、端坐呼吸、阵发性咳嗽,咳出粉红色泡沫痰,两肺可闻及广泛的湿啰音和哮鸣音。
4. 中央型肺癌、气管支气管结核等气道疾病。
5. 呼吸道异物吸入者。

五、过敏性哮喘专用操作方案

除了通用操作方案,过敏性哮喘还经常需要采用专用操作方案。

过敏性哮喘专用进针点 Px:任选一侧,肩胛下角下 4cm 水平,后正中线旁开 1.5cm 处,由下向上进针。

过敏性哮喘专用再灌注活动 RAx:患者俯卧位,双手抱头,仰头提臀。(图 7-3-1、视频 7-3-1)

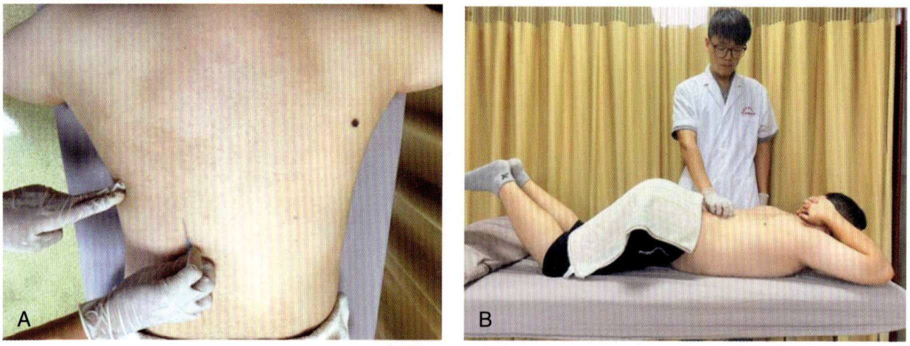

图 7-3-1　过敏性哮喘专用进针点 Px（A）、专用再灌注活动 RAx（B）

视频 7-3-1　过敏性哮喘专用操作方案

六、预后及注意事项

（一）预后

过敏性哮喘急性发作时，浮针可以快速有效地缓解喘息胸闷等症状。对于病程较长，合并多种过敏性疾病的体质虚弱患者，需要进行较长时间的规律治疗，方能取得满意的远期疗效。

（二）注意事项

1. 本病重度发作时与心源性哮喘症状相似，心源性哮喘患者既往多有高血压、冠心病病史，若一时难以鉴别，可雾化吸入 β_2 受体激动剂或静脉注射氨茶碱缓解症状后，进一步鉴别诊断。

2. 避免接触过敏原是预防过敏性哮喘发作的关键措施，治疗期间尽量戴口罩。避免接触过敏原可以防止病情反复。

3. 慢性持续期也可以进行浮针治疗，对减少急性发作频率、减轻发作症状有明显效果。

4. 预防呼吸道感染：季节交替时注意保暖，避免受凉感冒；避免前往人群密集的场所，必要时可接种流感疫苗、肺炎疫苗等。

第四节 慢性疼痛性胃病

目前并无慢性疼痛性胃病这一病名，现代医学通常以功能性消化不良、慢性胃炎、消化道溃疡等疾病来表述。我们对于这类病的定义：以慢性胃脘部疼痛为主要症状的良性疾病。如果胃镜等辅助检查发现胃癌等器质性病变，则不在本节的讨论之列。实际上这类疾病临床上常见，以胃脘部疼痛不适、腹胀、早饱等症状反复出现，常与情绪疾病伴发，治疗起来较为棘手。本类病痛和患肌密切相关，属于浮针疗法的优势病症。

一、临床表现

起病缓慢，呈持续性或反复发作，有时仅仅因为情绪问题诱发。慢性胃脘部疼痛，一般餐后加重，或表现为症状无规律；有的患者诉“胃脘部不适感”“正常食量进食后饱胀感”“有饥饿感但吃一点点就饱了”“胃脘部烧灼感等”。伴食欲减退、嗳气返酸、恶心呕吐（呕吐物多为清水痰涎）等症状，或伴神疲乏力、体重下降、失眠、焦虑、抑郁等全身症状。胃黏膜糜烂出血时，粪便隐血试验阳性，少数表现为黑便、贫血。

体征：腹直肌上段紧张僵硬，胃脘部压痛，上腹部皮温下降。也可无明显阳性体征。

辅助检查：幽门螺杆菌检测可为阳性或阴性，胃镜、病理学检查可以帮助排除消化道恶性疾病可能。

二、适应证（本病相关的现代医学病名）

现代医学诊断的慢性胃炎、胃十二指肠溃疡、功能性消化不良等属于本节的适应证。

三、仅可改善症状的病痛

大剂量应用糖皮质激素和免疫抑制剂、化疗等导致的细菌感染性胃炎、病毒感染性胃炎，需要在治疗原发病、去除诱因、控制感染的前提下，配合浮针治疗。克罗恩病、嗜酸性胃炎、淋巴细胞性胃炎等自身免疫性疾病在缓解期，配合浮针治疗可以加快疾病康复，减少复发。

四、禁忌证

1. 不明原因的急性剧烈上腹部疼痛。

2. 进行性加重的上腹部疼痛伴消瘦、贫血等症状，考虑胃癌等恶性疾病者。

3. 上腹部(剑突下)疼痛伴胸闷、汗出，或伴咽喉紧缩感，考虑心肌梗死者。

4. 对于多发溃疡且溃疡部位不典型，正规抗消化性溃疡药物疗效差，考虑胃泌素瘤者。

五、慢性疼痛性胃病专用操作方案

除了通用操作方案，慢性疼痛性胃病还经常需要采用专用操作方案。

慢性疼痛性胃病专用进针点 Px：上腹部一侧腹直肌的外侧，由外向内进针。

慢性疼痛性胃病专用再灌注活动 RAx：患者仰卧位，头部及上半身抬离床面。(图 7-4-1、视频 7-4-1)

视频 7-4-1　慢性疼痛性胃病专用操作方案

六、预后及注意事项

(一) 预后

浮针疗法可以快速解除胃痛等不适。由于个体差异及医嘱执行情况不同，胃黏膜修复所需时间不一。去除病因及诱发因素(如非甾体抗炎药物的服用、大量抽烟喝酒、熬夜、焦虑抑郁情绪等)对本病的康复非

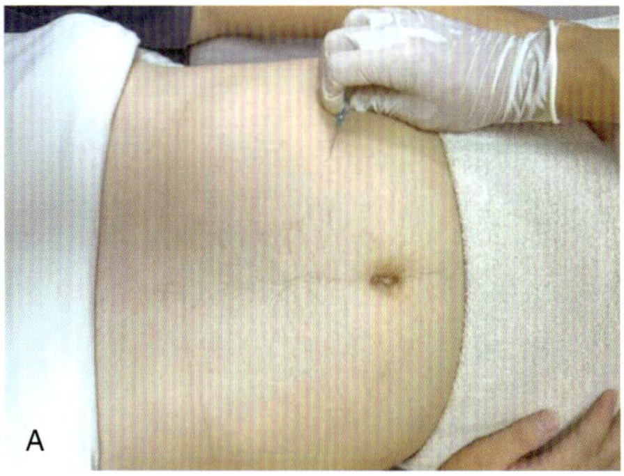

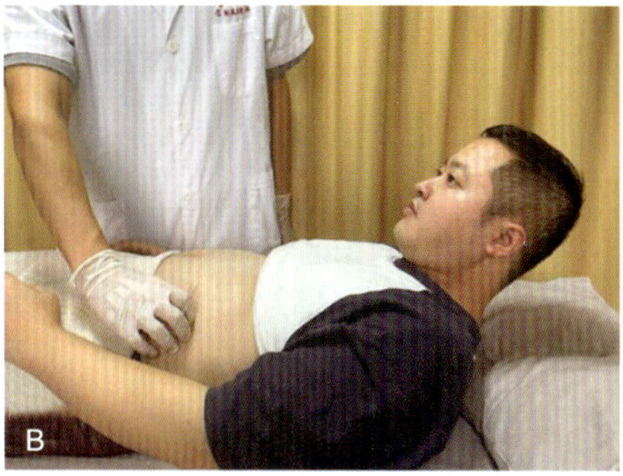

图 7-4-1 慢性疼痛性胃病专用进针点 Px(A)、专用再灌注活动 RAx(B)

常重要。对于年老体弱伴有贫血、神疲乏力等全身症状者,需要医患双方都降低预期,做好打持久战的心理准备。

(二) 注意事项

1. 幽门螺杆菌属于传染性疾病,聚餐时分餐制或使用公筷,可以减少感染机会。

2. 幽门螺杆菌检测阳性者可配合根治幽门螺杆菌的药物治疗。

3. 情绪对本类疾病的影响很大,患者要积极地参加室外活动,倾诉、听音乐、运动可以减轻、化解抑郁焦虑情绪。

4. 饮食应多样化,注重营养均衡。

5. 建议治疗期间多食用易消化食物,避免食用生冷、辛辣刺激性食物及腌制、熏制的肉类食物。

6. 避免饮用浓茶咖啡、抽烟喝酒。

第五节 慢性呃逆

呃逆,由膈肌和其他呼吸肌的痉挛性收缩,引起咽喉部不自主发出呃声连连的异常声响,又称打嗝。短暂呃逆很常见,多于进食过快、过饱、大笑、大量饮酒、饮用碳酸饮料后诱发,也被称为生理性呃逆,一般不需要处理。持续 7 天以上的称为慢性呃逆,持续 1 个月以上的称为顽固性呃逆,两者都属于病理性呃逆，因严重影响患者生活质量，需要及时就医。

一、临床表现

以闻及间断或连续的不能自控的喉部“呃”声为主要临床表现。“呃”声或短促或绵长，声音或高或低，间歇时间不定，不能自止，或伴有胸脘部胀满、腹胀、嗳气、胃脘部灼热嘈杂等不适，严重者影响进食、睡眠，甚至呼吸困难。患者常自诉：“无时无刻不在打嗝，持续时间太长了，太烦恼了。”

二、适应证（本病相关的现代医学病名）

无明显病因，无器质性改变，辅助检查亦无异常的慢性呃逆或顽固性呃逆。

三、仅可改善症状的病痛

有明确病因且辅助检查有异常的，在处理原发病的同时，可尝试使用浮针治疗，浮针疗法常可快速止呃。低钠、低血钙、低血镁等血环境不良引起的代谢障碍性呃逆，在纠正电解质紊乱后，如果仍有呃逆，可采用浮针疗法促进疾病康复。

四、禁忌证

患有肺部肿瘤、纵隔肿瘤、胃肠道肿瘤等恶性疾病者；身体虚弱，伴发热、贫血等全身症状的患者。

五、慢性呃逆专用操作方案

除了通用操作方案，慢性呃逆还经常需要采用专用操作方案。

慢性呃逆专用进针点 Px：任选一侧，肋弓下缘与腋前线交界处，由外下向内上，朝向剑突方向进针。

慢性呃逆专用再灌注活动 RAx：患者仰卧位，缓慢进行 1 分钟左右的腹式呼吸（鼻子吸气鼓肚子、口呼气肚子瘪下去）。（图 7-5-1、视频 7-5-1）

视频 7-5-1　慢性呃逆专用操作方案

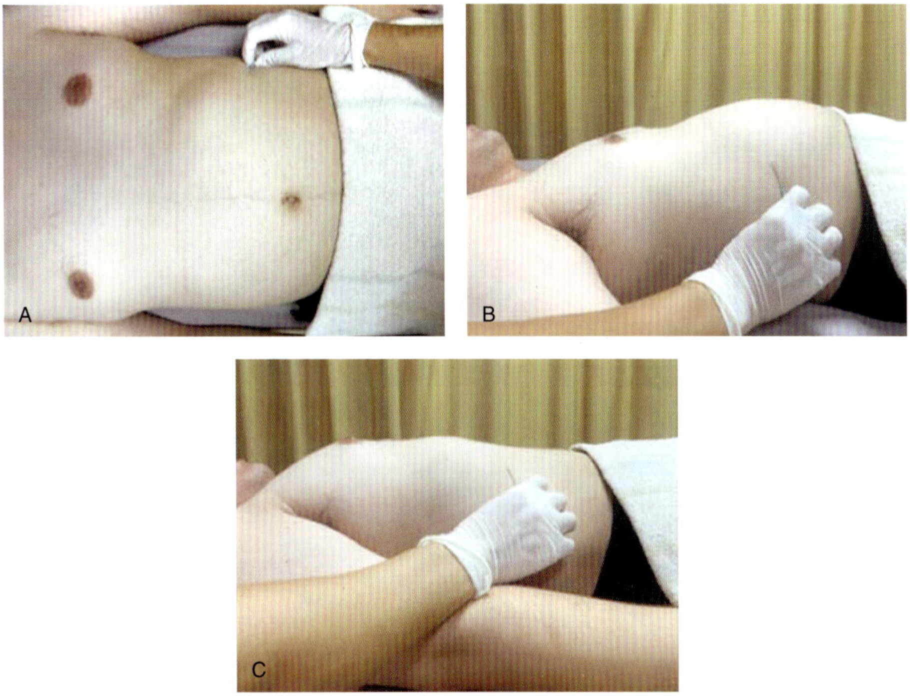

图 7-5-1　慢性呃逆专用进针点 Px（A）、专用再灌注活动 RAx（B. 鼻吸气鼓肚子、C. 口呼气肚子瘪下去）

六、预后及注意事项

（一）预后

对于单纯患肌引发的呃逆，浮针常可当场起效。对于继发于其他疾病的呃逆，根据原发病处理情况及恢复状况，浮针治疗的效果不一。

（二）注意事项

1. 慢性呃逆是一个症状，并非一个明确的诊断，常常需要查找引起症状的原因，如术后膈下脓肿、消化道出血、脑血管病、消化道肿瘤等。

2. 中枢疾病或胃肠疾病术后的患者宜勤翻身，鼓励患者早期下床活动，避免膈肌痉挛。

3. 浮针治疗呃逆有时并不能一蹴而就，需要降低患者预期，仔细询问病史后施针。

4. 注意避免生气、郁闷等不良情绪刺激。

第六节 功能性便秘

便秘是指以排便困难、排便次数减少(每周少于3次)、大便干硬为主要表现的肠道功能紊乱性疾病。排便困难是指排便时间延长、排便费劲或肛门紧束感、下坠感、排便不尽感,常常需要外用开塞露等辅助排便。一般认为病程大于12周的便秘属于慢性便秘。一项流行病学调查显示我国居民便秘患病率约为8.5%[1]。另一项研究表明我国65岁以上人群慢性便秘患病率可达17.6%,女性多于男性,随年龄增长便秘患病率亦增加[2]。如今该病具有低龄化的趋势,部分青年学生憋便不能及时如厕,久而久之也容易患上本病。

便秘可以分为功能性便秘和器质性便秘。功能性便秘是指在排除肠道炎性疾病、肠道狭窄、肠道肿瘤、肠道解剖结构异常等器质性病变的基础上出现的便秘。其直接病因可以总结为肠道动力异常。比如常见的慢传输型便秘,主要表现为结肠蠕动减弱导致粪便滞留时间过长,粪便水分被吸收,导致粪质干硬难解。排出障碍型便秘主要表现为盆底肌或肛门括约肌协调障碍导致粪便排出困难。混合型兼具以上两种表现。浮针医学认为便秘与肌肉密切相关,排便需要直肠和腹壁肌肉、肛门括约肌及盆底肌肉共同协调完成。这种协调机制障碍时将导致肛门反常收缩、肛门松弛失败或受损,或直肠和腹部推进力不足,同时结肠传输缓慢就会导致便秘的发生[3-4]。现代医学通过肛门肌电图检查发现

---

[1] CHEN Z, PENG Y, SHI Q, et al. Prevalence and risk factors of functional constipation according to the Rome criteria in China: A systematic review and Meta-analysis [J]. Frontiers in medicine, 2022, 9: 815156.

[2] DU X, LIU S, JIA P, et al. Epidemiology of constipation in elderly people in parts of China: A multicenter study [J]. Frontiers in public health, 2022, 10: 823987.

[3] RAO S S, WELCHER K D, LEISTIKOW J S. Obstructive defecation: A failure of rectoanal coordination [J]. The American Journal of Gastroenterology, 1998, 93(7): 1042-1050.

[4] NULLENS S, NELSEN T, CAMILLERI M, et al. Regional colon transit in patients with dys-synergic defaecation or slow transit in patients with constipation [J]. Gut, 2012, 61(8): 1132-1139.

许多便秘为肌源性，正因为如此，浮针疗法可以治疗便秘。

一、临床表现

排便频率低，每周排便少于3次。常主诉“平时没有便意，一周只上一两次厕所，有时感觉肚子胀得难受”。排便费力，排便时间长，常主诉“每次上厕所都要用很大力气，像挤牙膏一样”“要蹲很长时间才能排便，每次排便后脚都蹲麻了”。大便干硬，常主诉“大便像羊粪球，一颗一颗的，又干又难排”。排便不尽感，常主诉“总觉得没拉干净，肛门堵得慌，便后甚或平时有肛门坠胀感”。部分患者伴随下腹胀痛，疲倦乏力、食欲减退，甚或焦虑，影响睡眠，生活质量下降。便秘日久，由于经常努挣大便，导致肛门痛、肛裂、痔疮出血。

二、适应证（本病相关的现代医学病名）

现代医学诊断的慢传输型便秘、排出障碍型便秘、正常传输型（混合型）便秘的功能型便秘；主要表现为便秘的肠易激综合征。

三、仅可改善症状的病痛

如系统性疾病、神经系统疾病或服用药物导致的继发性便秘，在治疗原发病或去除诱因时，可以采用浮针疗法进行治疗，或者进行诊断性治疗。因肛门脱垂、盆底失弛缓症等引发的便秘，因肛裂、痔疮疼痛惧怕排便引发的便秘，可通过浮针疗法对这些原发病进行治疗，进而改善便秘症状。

四、禁忌证

器质性便秘：病因属于炎性肠病、肠结核、肠道手术后等原因形成的肠狭窄肠梗阻，结直肠肿瘤，盆腔或腹腔内肿瘤，先天性巨结肠等。

五、功能性便秘专用操作方案

除了通用操作方案，功能性便秘还经常需要采用专用操作方案。

功能性便秘专用进针点 Px：肚脐水平与左侧腋前线交界处，由外向内进针。

功能性便秘专用再灌注活动 RAx：患者仰卧位，吸气鼓腹，医者按住其隆起腹部抗阻。（图 7-6-1、视频 7-6-1）

视频 7-6-1 功能性便秘专用操作方案

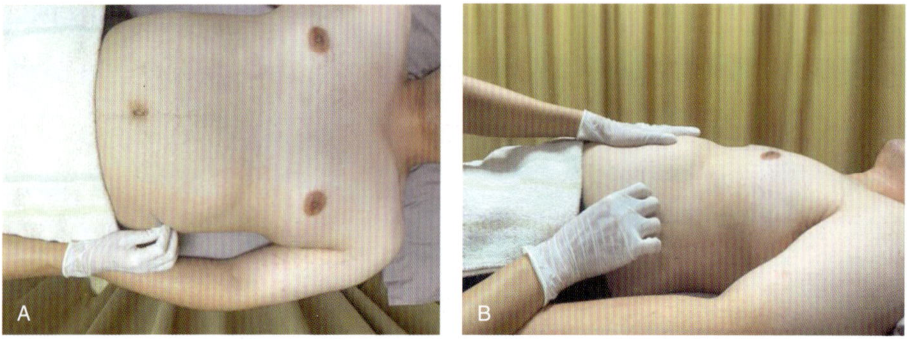

图 7-6-1 功能性便秘专用进针点 Px（A）、专用再灌注活动 RAx（B）

六、预后及注意事项

（一）预后

一般情况下，功能性便秘患者浮针治疗预后较好。高龄、长期卧床、焦虑症患者效果较差或易反复。

（二）注意事项

1. 饮食：根据天气、活动量及出汗情况调整饮水量，每天 1~2L；增加燕麦、蔬菜等高膳食纤维食物；每天食用坚果 1 小把。

2. 运动：每日进行 30 分钟的有氧运动以促进肠道蠕动，如快走、跑步等。

3. 排便习惯：研究表明，结肠蠕动活动在晨起和餐后最为活跃，因此，固定如厕时间，比如早晨醒后或餐后 2 小时，有利于大便规律性排出。

4. 排便姿势：建议蹲位，此时耻骨直肠肌最为放松，肛直角变大，腹压增加，有利于粪便排出。如果蹲位排便无法完成，可以采取坐位，如采取"思考者"坐姿,即身体上半身向前弯曲。这种姿势相对常规坐姿可以使耻骨直肠肌更放松,肛直角变大,增加腹压,有利于粪便排出。

5. 避免久蹲(不超过 5 分钟)。避免久蹲产生焦虑情绪、腿麻、站起时眩晕等不良反应。

6. 不能努挣大便。努挣大便易导致肛周肌肉黏膜充血,诱发痔疮,甚至诱发心脑血管病急性事件。

7. 心理疏导:对病程日久,伴有焦虑抑郁情绪的患者,适当的心理干预非常必要,可帮助患者树立战胜疾病的信心。

8. 功能锻炼:进行腹式呼吸、提肛运动训练及气血操锻炼。

9. 用药:适当选择肠道促动力药和促分泌药。

10. 避免长期使用泻药,以免导致药物依赖,甚至出现结肠黑变病。

第七节　肠易激综合征

肠易激综合征,中医称为"肠郁",即肠道疾病与郁证共病。它是一种以腹痛伴腹泻和/或便秘为主要表现的良性肠病,伴发腹泻的类型较多见。该病发病率逐年升高,各年龄段人群均有发病,但以中青年常见。该病虽然不影响全身健康状况,但症状反复,严重影响患者日常生活,甚至诱发焦虑抑郁及社交障碍。一般认为该病的发病由内脏高敏感性、胃肠动力异常、肠道免疫激活和肠道微生态失衡等多种因素共同作用,引起所谓脑肠轴功能异常,其中精神心理障碍是必不可少的一环。浮针医学认为该病不仅与患肌相关,还与焦虑抑郁等情绪障碍密切相关,而情绪障碍也是患肌的表现之一。因此,浮针治疗本病可谓"钉子遇见锤子",得心应手。

一、临床表现

该病以腹痛、腹泻、便秘、大便性状改变为主要临床表现,症状持续超过 3 个月。常常因为食用生冷刺激性食物或情绪因素诱发,始发症状以腹痛、腹胀为主，腹泻（每天多于 3 次）后腹痛、腹胀减轻或消失，有时腹泻、便秘交替出现，或者继续开始腹痛腹胀、腹泻后痛消的循环。患者常常主诉“不能吃一点生冷食物，不能吹风受凉，否则第二天肯定拉肚子”“不知道什么原因就拉肚子，常常急急忙忙找厕所”“每次来到一个陌生地方，总是先看看厕所在哪儿，以防随时拉肚子的可能”。

该病常持续数年甚至数十年，症状反复迁延。发展到后期甚至无明显诱因也会发作，因此，患者常伴焦虑、抑郁、失眠、头痛头晕、耳鸣等神经精神症状，甚至与焦虑障碍、抑郁障碍共病。

查体：除腹部肌肉紧张，其他多无明显阳性体征。

辅助检查：常规检查及结肠镜检查无器质性疾病发现，亦无代谢或自身免疫系统疾病证据。

二、适应证（本病相关的现代医学病名）

肠易激综合征、功能性腹泻、功能性腹痛等。

三、仅可改善症状的病痛

各种自身免疫性疾病导致腹痛、腹泻的患者，如克罗恩病、溃疡性结肠炎、系统性红斑狼疮等，在缓解期进行浮针治疗可以缓解症状，并减少病情的复发。从理论上讲，浮针没有抗炎、抗免疫的作用，应该不能从根本上治疗以上免疫性疾病。

四、禁忌证

1. 腹痛伴血便、低热、贫血等全身症状，粪便隐血试验阳性，考虑结肠癌者。

2. 近期体重快速下降，怀疑恶性肿瘤者。

五、肠易激综合征专用操作方案

除了通用操作方案，肠易激综合征还经常需要采用专用操作方案。

肠易激综合征专用进针点 Px：任选一侧，肚脐水平与腋前线交界处，由外向内进针。

肠易激综合征专用再灌注活动 RAx：患者仰卧位，吸气鼓腹，医者按住其隆起腹部抗阻。（图 7-7-1、视频 7-7-1）

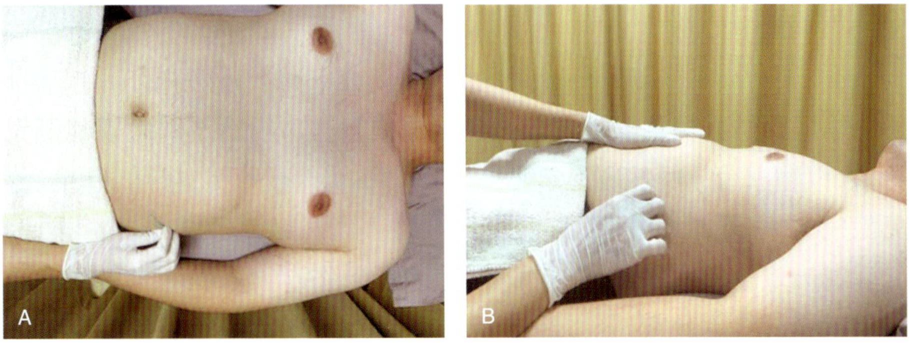

图 7-7-1　肠易激综合征专用进针点 Px（A）、专用再灌注活动 RAx（B）

六、预后及注意事项

视频 7-7-1　肠易激综合征专用操作方案

（一）预后

肠易激综合征、功能性腹泻、功能性腹痛浮针治疗可在很大程度上改善腹痛、腹胀、腹泻、便秘等症状。由于本病的诱发因素包括食物、情绪等，因此，应嘱患者调整生活工作方式，调畅情志，这些对预后非常关键。

（二）注意事项

1. 对于病情迁延日久的患者，需要行粪便隐血试验及结肠镜检查，排除结直肠癌等器质性病变。

2. 注重生活方式的调节。比如规律进食、保证充足的睡眠、放慢紧张的生活节奏。治疗期间避免进食诱发本病的食物，如生冷、刺激、油腻的食物。

3. 调整情绪。通过运动、闻香、晒太阳、倾诉等方法调整抑郁、焦虑、失眠等精神神经症状有利于疾病康复。

4. 配合认知行为疗法非常有必要。首先，告知患者肠易激综合征是良性疾病，并不会危及生命，消除患者的恐病疑虑。其次，认知行为疗法对疾病本身及伴随的精神神经症状也非常有帮助。

第八节 输尿管结石

输尿管结石为肾盂或肾盏内结石排出过程中滑落至输尿管处卡顿导致，以输尿管下1/3最为常见。中医学称为“石淋”。它是急诊科常见疾病之一，夏季多发，发作时疼痛难忍。该病男性多发；又因我国南方较北方夏季潮湿炎热，故发病率总体高于北方。一般认为输尿管结石的成因与代谢异常、服用药物有关，比如尿液中草酸钙、尿酸、胱氨酸排出量增加的同时，尿液pH改变及尿量减少导致尿液中容易形成相应结晶，最终形成结石。输尿管结石引起尿路梗阻时，输尿管管腔内压力增高，输尿管痉挛和缺血，引发输尿管绞痛。由此可见，输尿管绞痛与输尿管平滑肌有关，这也是浮针疗法能干预治疗的理论基础。

一、临床表现

1. 肾绞痛或输尿管绞痛，表现为腰区或腹部疼痛，疼痛剧烈，难以忍受，患者常捂住腰部或上腹部在床上翻滚或蹲坐在地上。疼痛呈阵发性发作，有时可蔓延至同侧会阴部、尿道和阴茎头部。疼痛发作时肾区、肋脊角部位叩击痛阳性。

2. 有时患者以肉眼血尿为首发症状，大多为镜下血尿。

3. 许多患者伴有恶心呕吐，呕吐大多为清水痰涎，伴尿频、尿急、尿痛等症状。

4. 辅助检查：B超是诊断输尿管结石的首选影像学方法，B超还能发现是否有梗阻造成的积水，静脉尿路造影还能发现有无尿路异常或先天畸形。如果未发现结石，可以考虑再行X线片或平扫CT检查明确诊断。

二、适应证（本病相关的现代医学病名）

现代医学诊断的输尿管结石。

三、仅可改善症状的病痛

肾盂输尿管连接部狭窄、膀胱颈部狭窄、肾输尿管畸形、输尿管口膨出、肾盏憩室和马蹄形肾、先天性巨输尿管、肾内型肾盂及肾盏颈狭窄等解剖学异常或畸形等原因会诱发结石形成，浮针仅可改善疼痛症状，促进排石，不能纠正解剖学异常。

四、禁忌证

1. 突然出现下腹疼痛，伴恶心呕吐、肛门坠胀，大汗淋漓、四肢逆冷，怀疑异位妊娠、急性阑尾炎等急腹症者。

2. 下腹撕裂样疼痛，伴恶心呕吐、皮肤苍白、四肢湿冷，怀疑卵巢囊肿蒂扭转或破裂等急腹症者。

3. 腹部急性剧烈疼痛，怀疑腹主动脉夹层，明确诊断后需要及时介入手术者。

4. 腰腹疼痛伴腹部包块，包块质硬、活动度差，间歇性血尿，怀疑泌尿系结核、泌尿系肿瘤者。

五、输尿管结石专用操作方案

除了通用操作方案，输尿管结石还经常需要采用专用操作方案。

输尿管结石专用进针点Px：患侧肚脐旁开3~5cm，由外向内进针。

输尿管结石专用再灌注活动RAx：患者仰卧位，吸气鼓腹，医者按住其隆起腹部抗阻。（图7-8-1、视频7-8-1）

视频7-8-1　输尿管结石专用操作方案

六、预后及注意事项

（一）预后

输尿管结石一般预后良好，急性发作后可及早浮针介入，随着腰腹部患肌的消除，输尿管痉挛的缓解，疼痛症状常能快速缓解。一般3~5次治疗后结石也可顺利排出。部分患者输尿管结石嵌顿合并局部化脓

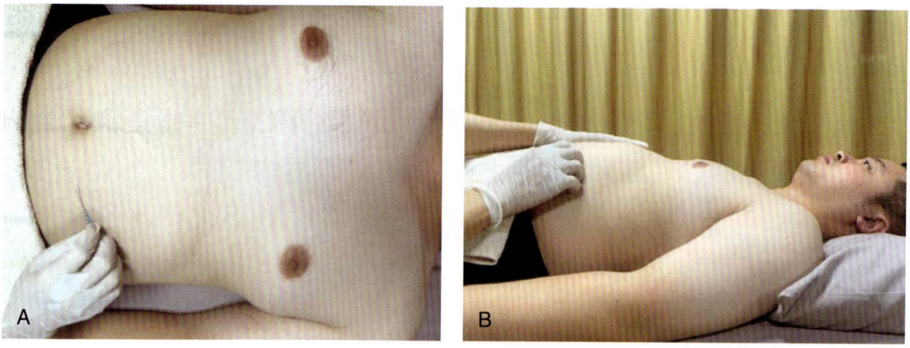

图 7-8-1 输尿管结石专用进针点 Px(A)、专用再灌注活动 RAx(B)

感染,一般浮针效果不理想,需要请泌尿科专科治疗。

(二) 注意事项

1. 根据排出结石的性质,找到结石形成的病因,并有针对性地给出预防结石形成的方法。比如甲状旁腺功能亢进会导致尿钙增加,只有切除腺瘤才能防止泌尿系统结石复发;痛风患者尿酸排出增多,易形成尿酸结石,需要用碳酸氢钠碱化尿液,口服别嘌醇及饮食调节等方法治疗;家族性胱氨酸尿症患者的胱氨酸排出量增加,需要碱化尿液,并应用乙酰半胱氨酸溶石;草酸盐结石患者可口服维生素 B_6,以减少草酸盐排出。

2. 大量饮水可以增加尿量,稀释尿液,防止晶体沉积,预防结石形成。此外,大量饮水本身也可以促进结石排出。跳跃运动也有助于结石排出。

3. 痛风患者需要避免高嘌呤食物,如动物内脏、海鲜、菌菇类、浓汤等;草酸盐结石的患者应限制浓茶、菠菜、番茄等的摄入。

第九节 “前列腺炎”

前列腺炎指致病菌感染和 / 或某些非感染因素刺激前列腺,出现尿频、尿急、尿痛、尿不尽、尿无力、尿中断、排尿困难、小腹或腰骶部坠胀疼痛不适、性功能障碍等临床症状。中医学称为“淋证”。本节所讨论的前列腺炎为加上双引号的“前列腺炎”（表7-9-1），与致病菌感染、肿瘤、结石、异物阻塞或先天畸形等器质性病变无关，而是指由患肌影响储尿、排尿、憋尿等生理功能，造成的尿频、尿急、尿踌躇、尿不尽、尿无力等一系列症状的综合征，这来源于浮针医学的临床总结。

有趣的是，女性也会出现尿频、尿急、尿踌躇、尿不尽等类似“前列腺炎”样系列症状，但是女性没有前列腺，于是就把这类女性“前列腺炎”样系列症状命名为“膀胱过度活动综合征”，浮针医学认为它仍然与肌肉有密切关系，不妨从肌肉着手进行治疗。

表7-9-1 前列腺炎和“前列腺炎”的主要异同

病症	相同	不同		
		症状	化验	病因
前列腺炎	尿频、尿急、尿踌躇、尿不尽、小腹或腰骶部坠胀疼痛不适等症状	小便疼痛，或伴发热，或伴尿后，或便后有白色分泌物流出	尿常规、前列腺液常规有白细胞	致病菌感染等
“前列腺炎”		小便无疼痛	正常	患肌

一、临床表现

尿频、尿急，白天排尿超过6次，起夜超过1次。常主诉：“总是想小便，一有便意就急不可耐地要上厕所。”

尿踌躇、尿不尽、尿滴沥。常主诉：“站在小便池前半天才解出来，小便结束后感觉没有尿干净，感觉尿干净了又滴几滴在裤子上。”

尿中断，排尿过程中常突然或慢慢中断，稍等片刻或按压下腹后排尿继续。

排尿困难，排尿时需要收腹增加腹压才能将尿液排出，甚至增加腹压也点滴难出，形成急慢性尿潴留。

病程日久常伴有小腹或腰骶部坠胀疼痛不适、性功能障碍，甚至焦虑抑郁、神疲乏力，严重影响患者日常工作生活。

二、适应证(本病相关的现代医学病名)

现代医学诊断为Ⅲ型前列腺炎、慢性非细菌性前列腺炎、前列腺盆腔综合征、前列腺痛、慢性骨盆疼痛综合征的患者,下尿路刺激症状及下尿路梗阻样症状表现时轻时重,天气暖和时或休息良好时减轻,劳累后、天气寒冷时加重的,特别是合并表现下腹部或会阴部疼痛的患者,浮针治疗效果不错。良性前列腺增生、膀胱过度活动综合征出现"前列腺炎"相关症状也可以参考本病进行浮针治疗。

三、仅可改善症状的病痛

神经源性膀胱使用浮针疗法也可以取得一定的疗效,但对于原发病仍需干预。

四、禁忌证

急性细菌性前列腺炎,慢性细菌性前列腺炎,由于异物阻塞、肿瘤等原因导致的"前列腺炎"样症状者。

五、前列腺炎专用操作方案

除了通用操作方案,前列腺炎还经常需要采用专用操作方案。

前列腺炎专用进针点 Px:下腹部肚脐直下约3cm处,由上向下进针。

前列腺炎专用再灌注活动 RAx:患者仰卧位,屈曲双膝关节,吸气鼓小腹。(图 7-9-1、视频 7-9-1)

视频 7-9-1 前列腺炎专用操作方案

六、预后及注意事项

(一) 预后

Ⅲ型前列腺炎、慢性非细菌性前列腺炎、前列腺盆腔综合征、前列腺痛、慢性骨盆疼痛综合征患者,一般效果不错。

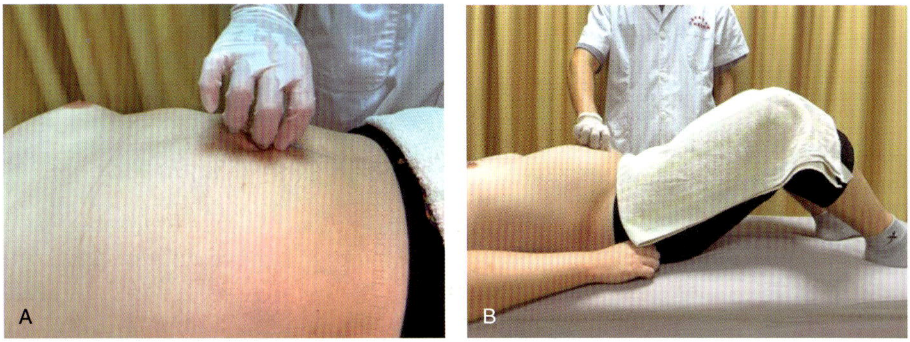

图 7-9-1 前列腺炎专用进针点 Px（A）、专用再灌注活动 RAx（B）

（二）注意事项

1. 避免久坐、憋尿、过量饮酒、过食辛辣食物、受寒等诱因，有助于防止疾病复发。

2. 避免性生活过于频繁，但无需刻意完全禁止。

3. 根据运动量及出汗情况，适量饮水，每日饮水量需 1 500~2 000ml，保证尿液不浓缩，同时可促进排尿，顺便纠正久坐引起的不适。

4. 热水坐浴可以促进会阴部血液循环，缓解局部疼痛。

5. 前列腺炎患者用药要谨慎，服用抗胆碱药（如阿托品、山莨菪碱）、抗组胺药（如西替利嗪等）及某些降压药均会导致尿潴留。

第八章 妇科杂病

第一节 妇科杂病进针前注意事项及通用操作方案

本章介绍的妇科杂病分为妇科盆腔部杂病、妇科乳腺杂病两部分。妇科盆腔部杂病介绍了排卵障碍性异常子宫出血、漏尿、原发性痛经、老年性阴道炎。妇科乳腺杂病介绍了乳腺增生症、乳汁分泌不足。

一、妇科杂病进针前注意事项

1. 排除禁忌证，如产后恶露不尽、有出血倾向者、正在使用抗凝药物等。

2. 有感染征象，如发热、血象升高、局部红肿热痛者，不予治疗。

3. 急腹症不予治疗。

4. 患者过度疲劳、饥饿或精神过度紧张时不予治疗。

5. 男性医生为女性患者进行治疗时，注意保护患者隐私，必要时需要一位女性家属或医务人员在场陪同。

6. 治疗前嘱患者准备合适的衣物以充分暴露施针部位，准备小夹子、毛毯等物品帮助患者遮盖隐私部位。

7. 孕期前 3 个月尽量不施针，后期尽量不在腹部及腰骶部施针。

8. 尽量降低患者预期。

9. 排卵障碍性异常子宫出血、漏尿、原发性痛经、老年性阴道炎患者的进针点及再灌注活动都选择在症状明显的一侧，如两侧病痛相似，难以抉择，可任选一侧。

10. 每个方向的再灌注活动进行 1 次，每次持续 8 秒左右。

二、妇科盆腔部杂病通用操作方案

妇科盆腔部杂病通用进针点 P1：小腿内侧中央，由远心端向近心端进针。

妇科盆腔部杂病通用再灌注活动 RA1：患者仰卧位，膝关节微屈曲，踝关节跖屈，医者按住其脚掌前侧抗阻。（图 8-1-1、视频 8-1-1）

视频 8-1-1 妇科盆腔部杂病通用操作方案（P1 和 RA1）

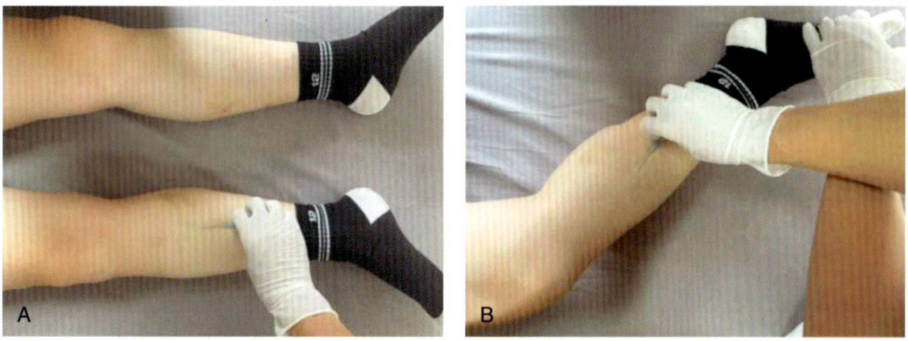

图 8-1-1 妇科盆腔部杂病通用进针点 P1（A）、通用再灌注活动 RA1（B）

妇科盆腔部杂病通用进针点 P2：大腿内侧中央，由远端向近端进针。

妇科盆腔部杂病通用再灌注活动 RA2：患者取仰卧屈髋屈膝位，髋关节内收，医者按住其膝关节内侧抗阻。（图 8-1-2、视频 8-1-2）

视频 8-1-2 妇科盆腔部杂病通用操作方案（P2 和 RA2）

三、妇科乳腺杂病通用操作方案

妇科乳腺杂病通用进针点 P1：前臂掌侧中央，由远端向近端进针。

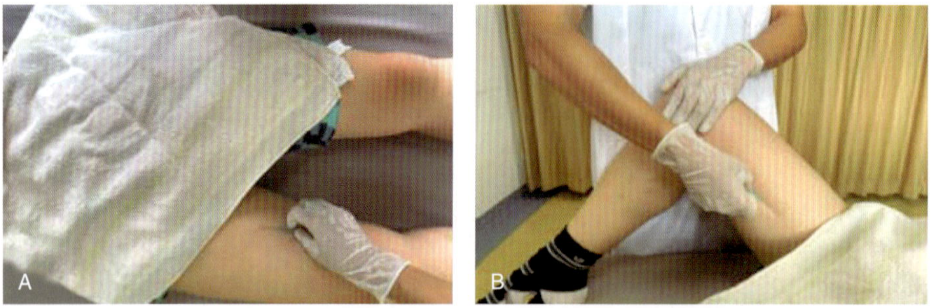

图 8-1-2 妇科盆腔部杂病通用进针点 P2(A)、通用再灌注活动 RA2(B)

妇科乳腺杂病通用再灌注活动 RA1:患者屈曲肘关节,医者按住其腕关节前侧抗阻。(图 8-1-3、视频 8-1-3)

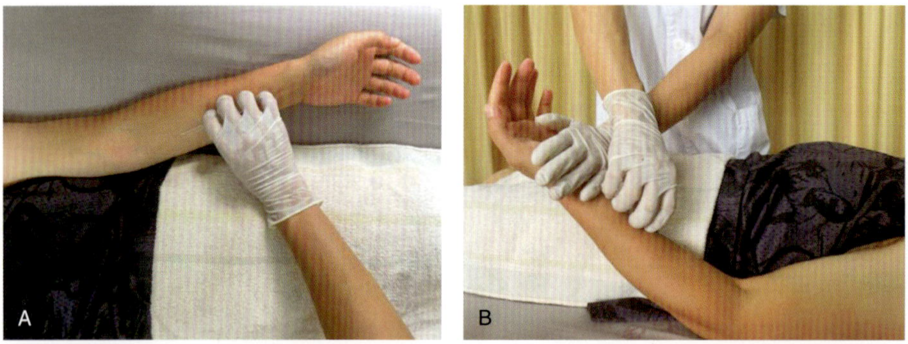

图 8-1-3 妇科乳腺杂病通用进针点 P1(A)、通用再灌注活动 RA1(B)

妇科乳腺杂病通用进针点 P2:上臂前侧中央,由远端向近端进针。

妇科乳腺杂病通用再灌注活动 RA2:患者仰卧位,肩关节内收内旋,医者按住其腕关节前侧抗阻。(图 8-1-4、视频 8-1-4)

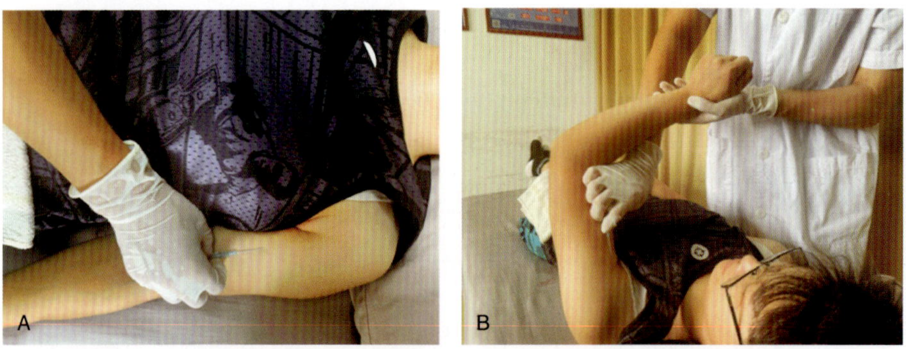

图 8-1-4 妇科乳腺杂病通用进针点 P2(A)、通用再灌注活动 RA2(B)

视频 8-1-3 妇科乳腺杂病通用操作方案（P1 和 RA1）

视频 8-1-4 妇科乳腺杂病通用操作方案（P2 和 RA2）

第二节 排卵障碍性异常子宫出血（功能失调性子宫出血）

异常子宫出血是以子宫出血为主要临床表现的症候群，严重影响女性生活质量。它不包括妊娠期、产褥期、青春期前和绝经后子宫出血。其病因主要分为两大类，第一类是由器质性疾病引发，如子宫内膜息肉、子宫腺肌病、子宫平滑肌瘤等；第二类由非器质性疾病引发，如全身凝血障碍性疾病、排卵障碍、子宫内膜局部异常等原因，其中排卵障碍性异常子宫出血约占异常子宫出血的一半。

本节所介绍之排卵障碍引发的子宫出血，在 2011 年之前称为功能失调性子宫出血，2011 年这个名字被国际妇产科联盟建议停止使用，为了大家理解方便，本节仍然把功能失调性子宫出血附在标题后面。排卵障碍性异常子宫出血与下丘脑 - 垂体 - 卵巢轴功能异常及黄体功能异常有关，还与子宫内膜血管结构与功能异常、血管舒缩因子异常等因素相关。浮针医学认为排卵障碍性异常子宫出血可能的机制为子宫平滑肌内血管平滑肌功能异常，不能引起反射性血管肌源性收缩，导致凝血功能无法达成。浮针疗法通过直接或间接地影响子宫平滑肌、血管平滑肌而常能快速止血。

一、临床表现

排卵障碍性异常子宫出血又分为无排卵性异常子宫出血和排卵性

异常子宫出血，具体临床表现如表 8-2-1。

表 8-2-1 排卵障碍性异常子宫出血的临床特点

分类	无排卵性异常子宫出血	排卵性异常子宫出血
好发人群	青春期初潮、围绝经期、多囊卵巢综合征、肥胖、高催乳素血症女性	育龄期女性
月经周期特点	周期紊乱	周期基本规则，可能出现黄体期缩短，小于 11 天
出血量与持续时间	出血量不定，点滴出血至大量出血，持续数天至数月	出血量增多或经期延长，可能淋漓不尽达 9~10 天
伴随症状	一般无腹痛，可伴有痤疮、多毛、肥胖、泌乳，大量出血可致贫血甚至休克	可伴痛经，不易受孕或早期流产
内分泌特征	基础体温单相型，孕激素始终低水平	基础体温双相型，排卵后孕激素升高但不足
子宫内膜病理	增殖期、萎缩型内膜，子宫内膜增生不伴不典型增生，子宫内膜不典型增生	分泌期内膜或混合型子宫内膜

二、适应证（本病相关的现代医学病名）

现代医学诊断的排卵障碍性异常子宫出血、子宫内膜局部异常所致异常子宫出血为适应证范畴。

三、仅可改善症状的病痛

如子宫内膜息肉、子宫腺肌病、子宫平滑肌瘤导致的异常子宫出血，可以在治疗原发病的基础上，配合浮针疗法改善子宫异常出血或腹痛等症状。这三类疾病目前都无根治性药物，在选择手术治疗前尝试浮针疗法可以作为选项之一。宫颈炎等妇科感染性疾病伴异常子宫出血者，需要在控制感染的前提下，考虑使用浮针疗法。

四、禁忌证

1. 病理诊断为子宫内膜不典型增生者为癌前病变，属于禁忌证。

2. 怀疑诊断为子宫颈癌、子宫内膜癌、子宫肉瘤、阴道癌等妇科恶性肿瘤的属于禁忌证，临床多表现为阴道不规则出血，伴下腹部或盆腔持续性隐痛或钝痛，阴道分泌物混浊、带有血丝或脓血状伴有恶臭等。

3. 怀疑诊断为异位妊娠破裂、黄体破裂的属于禁忌证，临床多表现为阴道不规则出血伴下腹部撕裂样疼痛，恶心呕吐、皮肤苍白、四肢湿冷等。

五、排卵障碍性异常子宫出血专用操作方案

除了通用操作方案，排卵障碍性异常子宫出血还经常需要采用专用操作方案。

排卵障碍性异常子宫出血专用进针点 Px：肚脐直下 3~5cm 处，由上向下进针。

排卵障碍性异常子宫出血专用再灌注活动 RAx：患者仰卧位，双膝关节伸直并拢抬离床面约 30°。（图 8-2-1、视频 8-2-1）

视频 8-2-1 排卵障碍性异常子宫出血专用操作方案

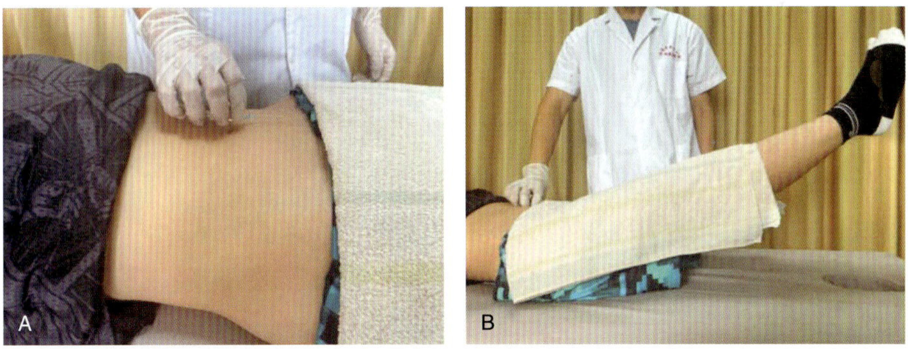

图 8-2-1 排卵障碍性异常子宫出血专用进针点 Px（A）、专用再灌注活动 RAx（B）

六、预后及注意事项

（一）预后

一般情况下，青春期初潮无排卵性异常子宫出血患者，治疗后如能建立正常月经周期，预后良好。伴有多囊卵巢综合征、高催乳素血症等生殖内分泌疾病患者治疗周期较长，预后一般。围绝经期患者在绝经后子宫异常出血常自行终止。

(二)注意事项

1. 对于伴有贫血等并发症的患者,需要配合药物纠正贫血。

2. 对于肥胖患者,需要通过运动、饮食、生活方式调整等方法控制体重,以助疾病恢复。

3. 性激素异常者,要积极专科诊疗。

4. 配合腹式呼吸训练、气血操锻炼有助于康复。

第三节 漏　　尿

多数专家认为,漏尿属于尿失禁的范畴。浮针医学看来,尿失禁与漏尿有所区别。尿失禁主要是指神经系统功能异常,无法有意识地控制排尿,直到尿液流出才知道。因此,尿失禁不属于浮针的适应证。而漏尿是指神经系统功能正常,意识到自己要排尿,但是控制不住。女性漏尿的直接原因大多是盆底肌无力,部分原因为逼尿肌过度活跃。有研究表明,漏尿常与Ⅰ度及Ⅱ度盆腔脏器脱垂同时存在[1],甚至还会伴随大便从肛门漏出的现象。现代医学认为漏尿与肌肉有明确关系,针对盆底肌群的功能锻炼和生物反馈治疗也都可以取得疗效。浮针医学认为漏尿属于肌肉本身病痛范畴,多因为盆底肌群、膀胱逼尿肌、尿道括约肌不能够正常“工作”导致,所以,漏尿多为浮针疗法的适应证。因此,这节我们使用漏尿这个病名。考虑该病女性多发,故置于本章节进行介绍。

一、临床表现

漏尿最明显的表现是当腹压明显增大时,如咳嗽、打喷嚏、大笑、用力提重物或跳跃运动时,即有尿液从尿道不自主地流出(小到中量),也

---

[1] JELOVSEK J E, MAHER C, BARBER M D. Pelvic organ prolapse [J]. Lancet, 2007, 369(9566): 1027-1038.

有的表现为听到流水声小便就控制不住。严重者行走、斜卧位或起立时即可发生；也有表现为起夜时急迫的排尿冲动，而后出现不受控制的尿液漏出（中到大量），患者多主诉“还没到卫生间就尿裤子了”“不敢外出”“不能出去旅游”“不敢听到流水声”等等，同时可能伴有尿频、尿急等症状。该病多见于中老年女性，分娩后、盆腔手术后多见，老年男性偶有发生。当诊断资料不全时，在取得患者理解的前提下，可行浮针疗法进行诊断性治疗。多数患者对漏尿难以启齿，甚至有部分患者认为漏尿是进入老年期的一种正常生理现象，不愿意主动及时就医。所以应该主动询问每位高危险因素患者“你有尿液漏出吗”以作为筛查性提问。

二、适应证（本病相关的现代医学病名）

现代医学诊断为压力性尿失禁、急迫性尿失禁、充溢性尿失禁、混合型尿失禁的患者，可以参考本节进行治疗。漏尿症状时轻时重，休息好、天气暖和时减轻，劳累后、遇风寒加重等表现的一般为适应证范畴。还有一类患者表现被称为功能性尿失禁，如因为偏瘫、膝骨关节炎等病症导致如厕困难引发的尿失禁，这类患者也可以通过浮针疗法对原发病进行治疗。

三、仅可改善症状的病痛

帕金森病是由于中脑黑质多巴胺能神经元变性坏死导致多巴胺含量减少引发的病变，多发性硬化症是一种中枢神经系统脱髓鞘疾病，脑卒中是脑梗死或脑出血引发的病变，以上疾病都会导致膀胱逼尿肌及尿道括约肌协调失常，这类病症有一个统一的名字——神经源性膀胱，出现急迫性尿失禁的表现。很显然，浮针无法治疗这些原发病，只能改善急迫性尿失禁的相应症状。脑肿瘤术后、脊髓损伤、支配膀胱的神经损伤等导致的尿失禁如果不是疾病早期，临床诊断为神经源性膀胱的病例，也可进行诊断性治疗。

严重漏尿的高龄患者，由于患者本身肌肉状况较差，因此治疗效果一般或容易反复。

四、禁忌证

1. 脑肿瘤、脊髓损伤等支配膀胱的神经损伤导致的尿失禁。
2. 前列腺癌、膀胱肿瘤、膀胱结石、泌尿系炎症等引起的尿失禁。
3. 妇科手术、产伤等形成膀胱阴道瘘产生的漏尿。
4. 精神疾病引发的尿失禁，比如精神分裂症等。

五、漏尿专用操作方案

除了通用操作方案，漏尿还经常需要采用专用操作方案。

漏尿专用进针点 Px：腹股沟下 4 指，大腿内侧，从远端向近端进针。

漏尿专用再灌注活动 RAx：患者取仰卧位，脚心相对（蝴蝶式）做提肛动作。（图 8-3-1、视频 8-3-1）

视频 8-3-1 漏尿专用操作方案

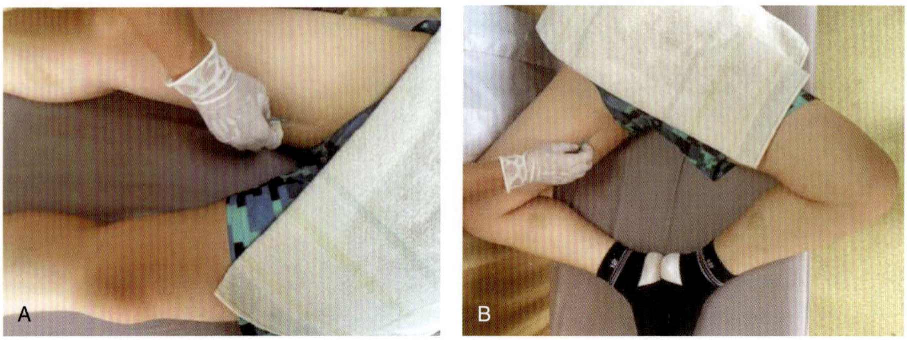

图 8-3-1 漏尿专用进针点 Px（A）、专用再灌注活动 RAx（B）

六、预后及注意事项

（一）预后

漏尿大部分和肌肉有关，该病经浮针治疗后症状常能得到逐渐缓解，常预后良好。特别是产后、盆腔术后出现漏尿的患者，经常近期效果和远期效果都不错。其他原因导致的漏尿，如炎症、手术、神经等因素所致者，预后常不够理想。如伴有糖尿病等基础疾病、素体虚弱的患者，常症状反复或预后较差。

（二）注意事项

1. 生活方式干预非常重要。包括：体重指数超过 30kg/m^2 者要减轻体重，减少摄入含有咖啡因的饮料，避免和减少增加腹内压的活动（如长时间提重物等）。

2. 盆底肌康复锻炼（如凯格尔运动），对漏尿患者非常有帮助，如提肛运动（持续收缩 10 秒然后放松 10 秒，每天 3 次，每次 10~15 分钟）、腹式呼吸（鼻子吸气的同时感觉腹部鼓起，然后嘴巴吹口哨样缓慢把气体呼出，同时感觉腹部凹陷。每次呼吸大约持续 15 秒，每天锻炼 15 分钟左右）。

3. 坚持做气血操有助于漏尿的防治。

4. 治疗慢性便秘、慢性咳嗽等长期导致腹内压增高的疾病，有利于本病的康复。

第四节　原发性痛经

痛经分为原发性痛经与继发性痛经。继发性痛经是由确定的基础疾病引发，比如子宫内膜异位症、子宫腺肌病、慢性盆腔炎等。原发性痛经表现为行经前后或行经期间规律性下腹疼痛、坠胀、腰酸等不适，且无盆腔器质性病变。中医称为“经行腹痛”，属于月经病的一种。其发病率较高，且中重度痛经患者比例大，对女性的生活、工作、学习影响较大[1]。一般认为原发性痛经系子宫内膜前列腺素类（prostanoids）分泌过多或失去平衡，导致子宫平滑肌高基础张力、节律异常的痉挛性收缩，最终造成子宫平滑肌缺血而引起疼痛。因此，服用非甾体抗炎药

---

[1] GUIMARÃES I，PÓVOA A M. Primary dysmenorrhea：assessment and treatment［J］. Revista Brasileira de Ginecologia e Obstetrícia，2020，42（8）：501-507.

对于原发性痛经往往有效。但原发性痛经的发生还受精神、神经因素影响,疼痛的主观感受也与个体痛阈有关。浮针医学与现代医学观点一致,认为原发性痛经属于肌肉本身病痛范畴,其与子宫平滑肌、腹直肌、腹斜肌、盆底肌、股内收肌群的病理性紧张密切相关,原发性痛经属于浮针疗法的优势病种,因此,本节主要论述浮针疗法如何治疗原发性痛经。

一、临床表现

原发性痛经主要表现为月经来潮前后出现的下腹部痉挛性疼痛,多为持续性或阵发性加重,常伴随腰骶部和大腿内侧酸胀疼痛。疼痛通常持续数小时至 2~3 天,月经结束前后自行缓解。症状多在初潮后 1~2 年内,月经规律后出现。

部分患者会伴随出现头痛、背痛、恶心呕吐、腹泻等症状;严重者表现为乏力、出冷汗、面色苍白,甚至晕厥。很多患者描述"痛到发抖、无法起床""必须吃止痛药才能坚持""痛到整个人没有精神"。一般妇科检查无异常。部分患者对冷刺激敏感,遇寒加重,热敷可稍缓解。青少年女性及未生育女性多见,部分患者随年龄增长或生育后症状减轻。

二、适应证(本病相关的现代医学病名)

现代医学诊断为原发性痛经的患者都可以参考本节进行治疗。疼痛符合以下特征的为浮针疗法适应证:疼痛呈周期性发作,与月经周期明确相关;疼痛性质为痉挛性,热敷或按摩可部分缓解;伴随症状以功能性障碍为主(如情绪波动、胃肠功能紊乱);对非甾体抗炎药(NSAIDs)敏感但需长期依赖者。

慢性盆腔炎症日久导致的慢性盆腔痛,如果实验室检验显示已无病原体感染,也属于浮针疗法适应证。浮针医学认为,慢性盆腔炎病程日久会导致邻近肌肉的患肌化,特别对盆底肌群影响较大。

三、仅可改善症状的病痛

子宫腺肌病、子宫内膜异位症都属于子宫内膜异位引起的病症,且都属于激素依赖性疾病,都可以引起继发性痛经。浮针医学认为这类疾病引发的继发性痛经是由于内膜异位种植于身体各部位，内膜随着卵巢激素水平变化周期性出血，引发局部炎性反应导致患肌化所致，浮针能解决的是患肌缺血缺氧导致的疼痛，对于原发病尚没有证据显示有效。

四、禁忌证

1. 生殖系统畸形等器质性疾病导致的继发性痛经。
2. 患泌尿生殖系统恶性肿瘤者。
3. 急性腹痛，怀疑异位妊娠、黄体破裂等急腹症者。

五、原发性痛经专用操作方案

除了通用操作方案，原发性痛经还经常需要采用专用操作方案。

原发性痛经专用进针点 Px：任选一侧或症状较重的一侧，肚脐下旁开 3 指，由上向下进针。

原发性痛经专用再灌注活动 RAx：患者仰卧位屈膝 90°，抬臀鼓肚子到最大程度。（图 8-4-1、视频 8-4-1）

视频 8-4-1 原发性痛经专用操作方案

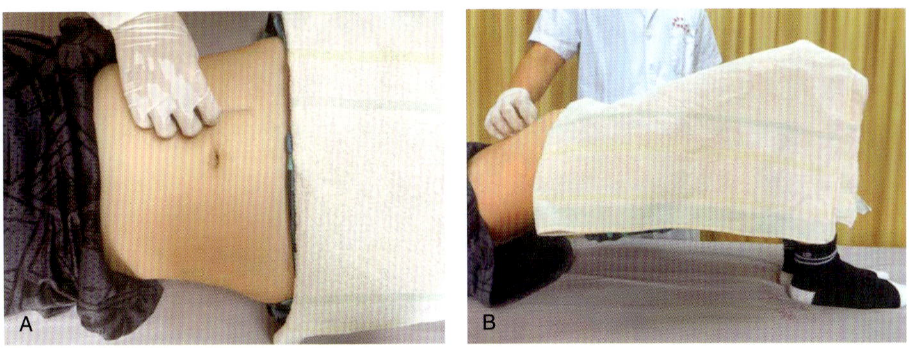

图 8-4-1 原发性痛经专用进针点 Px（A）、专用再灌注活动 RAx（B）

六、预后及注意事项

（一）预后

浮针治疗对原发性痛经的即时效果显著，常可迅速缓解疼痛，经过

3个左右月经周期的治疗常能明显减轻或缓解痛经症状。但长期劳累、熬夜、失眠、情绪波动的患者症状易反复。

(二) 注意事项

1. 生活方式调节：行经前后避免冷水浴、游泳、剧烈运动，注意腰腹部保暖。

2. 工作方式调节：避免劳累、熬夜等诱发因素；避免久坐工作，特别是长时间坐在沙发上。

3. 久坐伏案工作后做气血操，可以松肌肉行气血。

4. 饮食调节：行经前后避免食用寒凉食物(冷饮、冰镇水果等)。

5. 情绪管理：练习腹式呼吸或冥想以缓解焦虑抑郁情绪，必要时结合心理疏导。

第五节 老年性阴道炎

老年性阴道炎又称为萎缩性阴道炎。老年性阴道炎是因绝经后女性卵巢功能衰退，雌激素水平降低，乳酸杆菌失去优势菌地位，其他病原体过度繁殖或入侵引发的阴道炎症。上海浦东新区的一项调查纳入670例绝经后妇女为研究对象，其中罹患萎缩性阴道炎者208例，占比31%[1]。随着人口老龄化加剧，该病已成为威胁中老年女性生殖健康的常见疾病之一。

大家很奇怪浮针是如何治疗老年性阴道炎的。浮针医学认为老年性阴道炎属于肌肉后疾病，我们推断雌激素水平下降是导致本病的早期病因，而阴道炎症日久导致的肌肉患肌化是直接病因，理由如下：①通过浮针疗法改善相关患肌血运后，外阴瘙痒、阴道干涩等症状能快速缓解，外阴瘙痒常能当场见效；②腹直肌、腹斜肌通过影响腹主动脉

[1] 刘炜，朱文奎，栾召华，等. 上海市浦东新区社区绝经后妇女阴道炎状况调查及影响因素分析[J]. 中华全科医学，2017，15(6)：1002-1005.

和髂总动脉的血供间接影响髂内动脉，而女性阴道及外阴部血供主要来自髂内动脉的分支阴道动脉和阴道内动脉；③流行病学调查显示绝经后女性雌激素水平都会下降，并不是所有绝经后女性都患有老年性阴道炎，说明绝经后女性雌激素水平下降并不是老年性阴道炎的全部病因。这也为浮针通过干预患肌治疗老年性阴道炎提供了可施展的空间。

一、临床表现

老年性阴道炎最突出的症状是阴道分泌物增多，分泌物通常稀薄，呈淡黄色，严重时可呈脓性白带，伴有异味。外阴不适，有瘙痒或灼热感，部分患者会出现性交痛，这给老年女性的日常生活及夫妻关系都带来了困扰。

由于阴道黏膜萎缩，上皮变薄，还可能出现阴道干涩，在进行妇科检查时，可见阴道萎缩性改变，上皮皱襞消失、萎缩，黏膜充血，有散在小出血点或点状出血斑，有时还可见浅表溃疡。若溃疡面与对侧粘连，阴道检查时可造成粘连处撕裂，引起少量出血。

该病主要发生于绝经后的老年女性，很多老年女性因羞于启齿，往往在症状明显加重后才就医，延误了早期治疗时机。因此，在妇科日常问诊中，对于绝经后女性，应主动询问其是否存在阴道不适等相关症状，以便早期发现、早期干预。

二、适应证（本病相关的现代医学病名）

临床诊断为老年性阴道炎或萎缩性阴道炎的患者，典型症状如前文所述：阴道分泌物异常、外阴瘙痒、阴道干涩、阴道黏膜萎缩改变等，可以参考本节进行治疗。产后闭经或因服用药物导致假绝经，诱发类似老年性阴道炎症状的患者，也可参考本节进行治疗。

三、仅可改善症状的病痛

糖尿病、粪瘘、尿瘘患者，因为长期浸渍会导致非特异性外阴炎；各类特异性病原体反复感染导致的阴道炎，表现为外阴皮肤瘙痒、疼痛、烧灼感等症状，这类患者可以尝试浮针治疗改善上述症状。但是很显然，消除原发性病因是治疗的关键，比如管理血糖、去除粪瘘尿瘘、控制感染等。

四、禁忌证

1. 患有子宫恶性肿瘤、阴道癌、外阴恶性肿瘤或癌前病变者。

2. 炎症分泌物引流不畅形成阴道积脓或宫腔积脓的患者。这类患者应以控制感染为主，老年性阴道炎的局部治疗需暂缓，待全身情况好转后再评估是否适合浮针治疗。

3. 未明确诊断的阴道异常出血、血性白带、阴道溃疡、阴道壁肉芽组织等。

五、老年性阴道炎专用操作方案

除了通用操作方案，老年性阴道炎还经常需要采用专用操作方案。

老年性阴道炎专用进针点 Px：肚脐下 3cm 左右处，任选一侧，由内向外进针。

老年性阴道炎专用再灌注活动 RAx：患者仰卧位，双膝关节伸直并拢抬离床面约 30° 或双膝关节立于床面，吸气鼓肚子，医者按住其隆起的侧腹部抗阻。（图 8-5-1、视频 8-5-1）

视频 8-5-1　老年性阴道炎专用操作方案

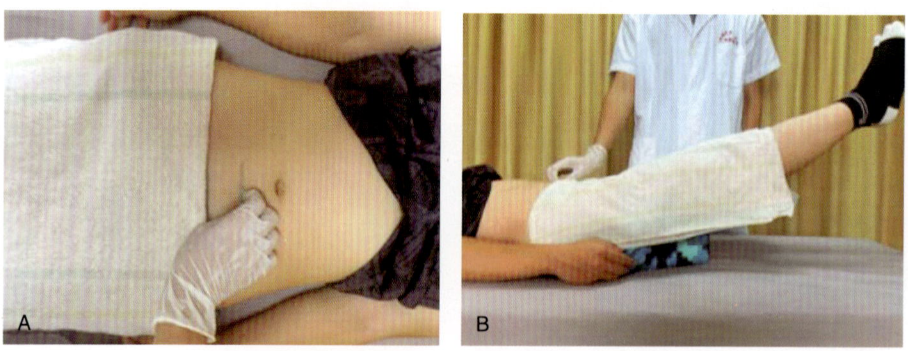

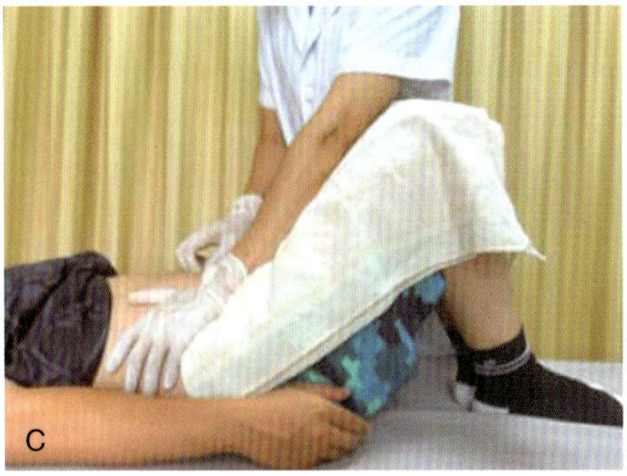

图 8-5-1 老年性阴道炎专用进针点 Px(A)、专用再灌注活动 RAx
(B. 双膝伸直并拢抬离床面 30°、C. 吸气鼓肚子,按住隆起的侧腹部)

六、预后及注意事项

(一) 预后

多数老年性阴道炎患者经浮针治疗后,症状常能得到迅速缓解,特别是外阴瘙痒、阴道干涩的症状,预后良好。部分患者由于自身基础疾病较多,如患糖尿病、严重肝肾疾病等,导致血环境不良,阴道局部环境难以彻底改善,容易出现病情反复。

(二) 注意事项

1. 个人卫生至关重要。患者应每日用温水清洗外阴,保持外阴清洁,但要注意避免过度清洁,如频繁使用刺激性强的洗液、香皂等清洗外阴,以免破坏阴道的自净功能。每日更换内裤,内裤及外阴清洗用具需高温消毒,防止交叉感染。

2. 气血操可以帮助消除腹直肌、腹斜肌等患肌,有利于疾病康复,并维持疗效。

3. 治疗期间禁止性生活,防止病情反复。

4. 避免搔抓外阴部引起皮肤破损,导致继发感染或局部皮肤苔藓样变。

5. 必要时可在专科医生的指导下配合使用内服或外用雌激素药品。

第六节 乳腺增生症

乳腺增生症是乳腺正常发育和退化过程中性激素功能失常导致的一种良性乳腺疾病[1]，主要表现为乳腺主质和间质不同程度的增生及复旧不全所致的乳腺结构失序[2]。乳腺增生根据镜下组织形态学表现，大致可分为乳腺单纯性增生症、乳腺腺病和乳腺囊性增生病三大类。其中乳腺单纯性增生症也叫乳腺疼痛或乳痛症，也有文献认为乳腺疼痛属于生理性乳腺肿胀疼痛。乳腺增生症是女性常见病，近年来该病发病率逐步上升，发病率为乳腺疾病中最高，而且有低龄化的趋势。

一般认为乳腺增生症与内分泌功能紊乱密切相关，比如雌激素与孕激素比例失调、乳腺性激素受体异常、催乳素升高等都会增加罹患乳腺增生症的风险。比如很多患者主诉乳房疼痛与月经周期密切相关，甚至乳房肿块大小和质地也随着月经周期变化。浮针治疗乳腺增生症有确切疗效，浮针的大量临床实践中没有发现浮针可以影响内分泌系统，至少现在没有这样的直接证据，目前我们最肯定的一点是浮针可以消除患肌，因此，我们推断乳腺增生症与患肌密切相关。

一、临床表现

乳腺增生症的主要临床表现为乳房疼痛和乳房肿块。

乳腺腺病和乳腺囊性增生病影像学上有结节或囊性改变，多为非周期性疼痛。而乳腺单纯性增生症（乳痛症）的疼痛常常与月经周期相关，一般月经前明显，月经后减轻，也可表现为整个月经周期乳房疼痛。本病受情绪、劳累程度、天气情况影响，抑郁焦虑、劳累、天气寒冷时可

---

[1] MANSEL R E, WEBSTER D J T, SWEETLAND H M, et al. Benign Disorders and Diseases of the Breast [M]. Philadelphia: Saunders, 2009: 1-4.

[2] 马薇，金泉秀，吴云飞，等．乳腺增生症诊治专家共识[J]. 中国实用外科杂志，2016，36(7): 759-762.

加重本病症状。

乳房触诊可见单侧或双侧乳房内颗粒状结节、条索状结节、弥漫或局限性增厚。有时可触及肿块,质地柔韧,肿块与周围正常乳腺组织分界不清,但与皮肤无粘连。肿块大小和质地软硬程度可随月经周期变化。

少部分患者伴有乳头溢液,多为清亮或淡黄色浆液性液体。还可伴有胸胁胀满、胁痛、口苦、胸闷心慌等症状。

乳腺B超可以帮助分辨囊性和实性病灶,如果诊断不清,应考虑乳房钼靶检查或乳腺磁共振检查,避免误诊。早期乳腺癌症状不明显,容易误诊为乳腺囊性增生病。病理学检查是判断乳腺疾病良恶性质的金标准。(表 8-6-1)

表 8-6-1 乳腺增生症鉴别诊断表

病名	病程	疼痛与肿块特点	乳头溢出液	病理特点
乳腺增生症	缓慢	多个或单个肿块,呈片状、结节、条索,周期性或非周期性疼痛	无色或淡黄色	患肌
乳腺癌	迅速	单个无疼痛的肿块	血性、黄绿色、黄色	癌细胞浸润
乳腺炎	迅速	红肿热痛	淡黄色、脓性	细菌感染

二、适应证(本病相关的现代医学病名)

乳腺单纯性增生症、乳腺疼痛、乳痛症、乳腺腺病、乳腺小叶增生、乳房纤维硬化症,乳腺术后出现局部疼痛、肩关节功能障碍、术侧上肢肿胀等可以参考本节治疗。肋软骨炎、侧胸壁疼痛也可以参考本节进行治疗。

三、仅可改善症状的病痛

乳腺脓肿或急性乳腺炎,在配合抗炎治疗的同时,运用浮针治疗或可缩短病程。

四、禁忌证

1. 乳腺癌。
2. 乳腺囊性增生病。
3. 乳腺纤维瘤。
4. 乳腺急性化脓性感染。

五、乳腺增生症专用操作方案

除了通用操作方案，乳腺增生症还经常需要采用专用操作方案。

乳腺增生症专用进针点 Px：患侧喙突处，由上向下进针。

乳腺增生症专用再灌注活动 RAx：患者仰卧位，双肩关节内收、双手对掌抗阻。（图 8-6-1、视频 8-6-1）

视频 8-6-1 乳腺增生症专用操作方案

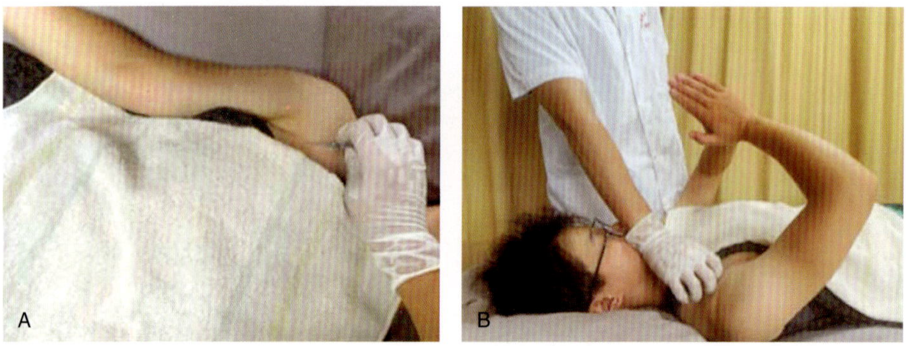

图 8-6-1 乳腺增生症专用进针点 Px（A）、专用再灌注活动 RAx（B）

六、预后及注意事项

（一）预后

乳腺单纯性增生症、乳腺疼痛、乳痛症经过浮针治疗便可减轻疼痛，使乳房肿块质地变软。而乳腺腺病、乳腺小叶增生、乳房纤维硬化症需要较长的疗程。乳腺术后出现的局部疼痛、肩关节功能障碍、术侧上肢肿胀、肋软骨炎、侧胸壁疼痛等，浮针效果显著。

（二）注意事项

1. 注意明确诊断，排除乳腺癌、乳腺囊性增生病、乳腺纤维瘤等，嘱患者定期复查。

2. 抗抑郁药、地高辛、噻嗪类利尿剂等也会引起乳腺的疼痛，注意询问既往史和用药情况。

3. 本病患者多伴有情绪问题，心理疏导及患者教育有助于疾病康复。

4. 气血操对于本病的康复有较大的帮助。

第七节　乳汁分泌不足

母乳是婴儿的理想食物，母乳喂养过程本身可以促进母婴感情，利于产后康复，并且对乳腺癌和产后抑郁症有预防作用。乳汁分泌不足是影响母乳喂养的首要因素，乳汁分泌不足是指产后乳汁分泌不足甚至缺如，导致婴儿不能用母乳喂养。中医称为“缺乳”或“乳汁不行”。

其实乳汁分泌包括乳汁生成和乳汁排出两个过程，分别对应生乳反射和射乳反射。生乳反射通过婴儿吸吮乳头和乳晕诱发，神经冲动传导至下丘脑，首先分泌催乳素，乳腺分泌乳汁贮存在乳腺腺泡内。婴儿吸吮乳头乳晕或者产妇听到孩子哭声，甚至看到想到孩子就会触发射乳反射，分泌催产素作用于乳腺导管和腺泡周围的平滑肌，肌肉收缩，促进乳汁由乳头排出。浮针通过调节相关肌肉功能异常，改善乳房局部血液循环，可以帮助乳汁生成及顺利排出。

一、临床表现

产后乳汁未自行溢出，乳汁分泌不能完全满足婴儿需要。可表现为乳房胀硬疼痛，伴胸胁部胀闷不适、郁郁寡欢等；或表现为乳房乳汁充盈但不够饱满，甚至无充盈胀满感，无胀痛感，多伴有乳汁清稀、面色少华、神疲乏力等；或需要用力挤压才能排出，或挤压亦无乳汁排出。

二、适应证(本病相关的现代医学病名)

诊断为乳汁分泌不足、乳少的都属于浮针适应证。

三、仅可改善症状的病痛

乳腺炎初起，乳汁分泌不足，在抗炎治疗的前提下，配合浮针治疗或可缩短疗程。

四、禁忌证

1. 乳房发育不良或乳房组织严重破坏者。
2. 产后超过 6 个月始终缺乳或无乳者。
3. 乳腺癌。
4. 急性乳腺炎伴有体温升高者。
5. 服用或注射大量雌激素者。

五、乳汁分泌不足专用操作方案

除了通用操作方案，乳汁分泌不足还经常需要采用专用操作方案。

乳汁分泌不足专用进针点 Px：患侧腋中线与第 4 肋间隙交界处，由外向内朝向乳房方向进针。

乳汁分泌不足专用再灌注活动 RAx：患者取仰卧位，双肩关节内收、双手对掌抗阻。(图 8-7-1、视频 8-7-1)

视频 8-7-1 乳汁分泌不足专用操作方案

六、预后及注意事项

(一) 预后

乳汁分泌不足总体疗效不错，经过 1~3 次治疗，乳房胀痛消失，乳汁开始分泌，并且乳汁分泌量逐步增加至满足婴儿喂养需要，不必再用

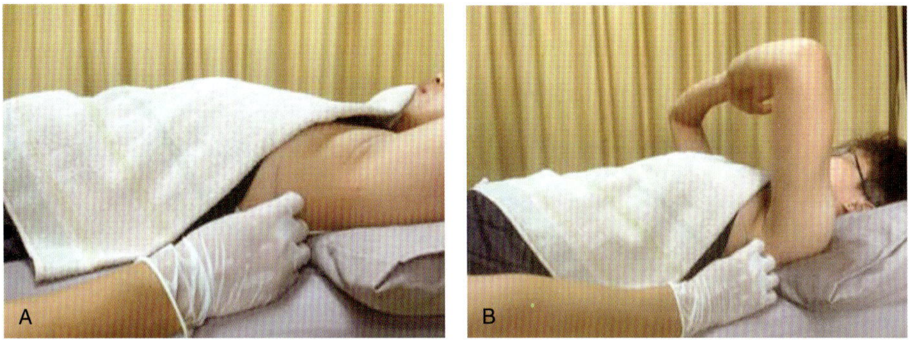

图 8-7-1 乳汁分泌不足专用进针点 Px(A)、专用再灌注活动 RAx(B)

奶粉辅助。

(二) 注意事项

1. 科学喂养:母婴同室,产后立即开始哺乳,尽早开乳,按需哺乳,哺乳后排出多余乳汁,保证宝宝频繁有效地吸吮,注意乳头卫生,避免感染发炎。

2. 避免不良情绪:为产妇创造舒适安静的哺乳环境,理解哺乳母亲的艰辛,使产妇心情愉悦,避免因紧张、焦虑、抑郁等情绪波动而影响乳汁分泌。

3. 合理饮食:视情况调整食谱,气血虚弱表现为面色少华、神疲乏力者可进食鱼汤、排骨汤、猪蹄汤等。

4. 肝郁不舒,表现为乳房胀硬疼痛、胸胁满闷的患者,要避免进食增加奶量的食物,同时要保证营养均衡,多喝水。

5. 功能锻炼:气血操有助于促进血液循环,对乳汁分泌有一定益处。

附
气血操简介

气血操是由浮针发明人符仲华博士在北京中医药大学浮针研究所发明的，曾用名“四向懒腰 Plus”，在 2021 年 10 月的浮针医学成都年会上，正式命名为“气血操”。气血操运用仿生学的原理，把伸懒腰和打哈欠等很多脊髓动物都运用的方法做到极致，大大增强了伸懒腰和打哈欠后舒缓身体、恢复疲劳的功用。气血操主要作用：

1. 拉伸全身肌肉，恢复肌肉疲劳。
2. 吸入更多氧气，增加动脉血液中的携氧血红蛋白。
3. 使得血压在短时间内增加，尤其是颈部动脉压力增加，进而增加脑部的血流量。

气血操站立位或坐立位都可实施，分别称为站立式气血操和坐立式气血操。站立位影响范围大，请大家尽可能采用站立式。一套完整的气血操包括左前、右前、左后、右后四个方位组，全部完成大概需要一分半钟到两分钟。

我们先介绍站立式：

站立式气血操第一组：左前方

1. 准备动作：双侧肩关节、肘关节和腕关节放松，双上肢身体两侧自然下垂；双腿分开，与肩同宽；挺胸，收腹，提臀，缩肛；目视前方。
2. 双上肢缓慢抬起，双侧十指在胸前交叉，然后上举至前额，同时用鼻子深吸气，3 秒钟左右。

3. 左侧下肢向前方跨一小步，左侧前腿弓步、右侧后腿紧蹬，右足跟紧贴地面，整个身体向左前倾，注意身体不要旋转、扭曲。双手的十指交叉过前额后手心向上翻转，向左前上方尽力上举，双眼看向手背（附图 1）。

4. 注意，务必要“展、慢、鼓”：上肢向下，下肢向下，整个身体尽可能展开；呼吸要慢，屏息时间要长，最少 6~8 秒钟；脖子要鼓起来。

5. 双手交叉弧形下落，自然翻转，掌心向上收于胸前。

在实施这些动作时，尽可能达到“脸红脖子粗”的效果，让脖子这段的血压升高，令更多的血流冲向大脑。

上一组完成后，和缓呼吸三次，再进入下一组。

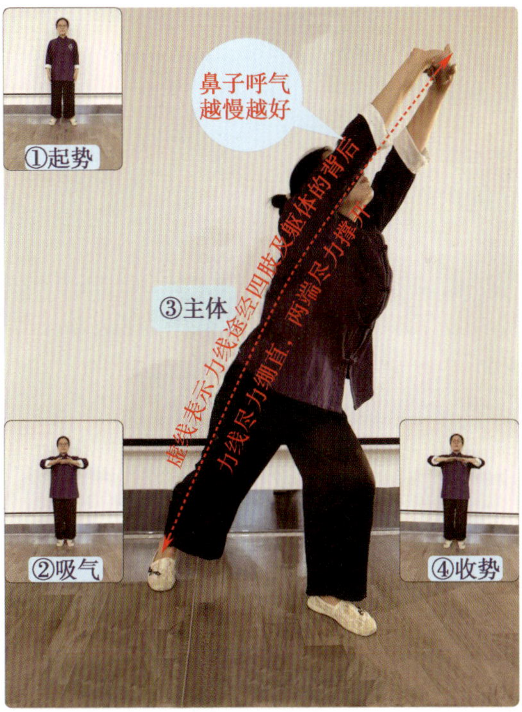
①起势
鼻子呼气
越慢越好
虚线表示力线途经四肢及躯体的背后
力线尽力绷直，两端尽力撑开
③主体
②吸气
④收势

附图 1 站立式气血操第一组：左前方

站立式气血操第二组：右前方

流程基本和第一组一致，除了方向不同（附图 2），这里不再赘述。

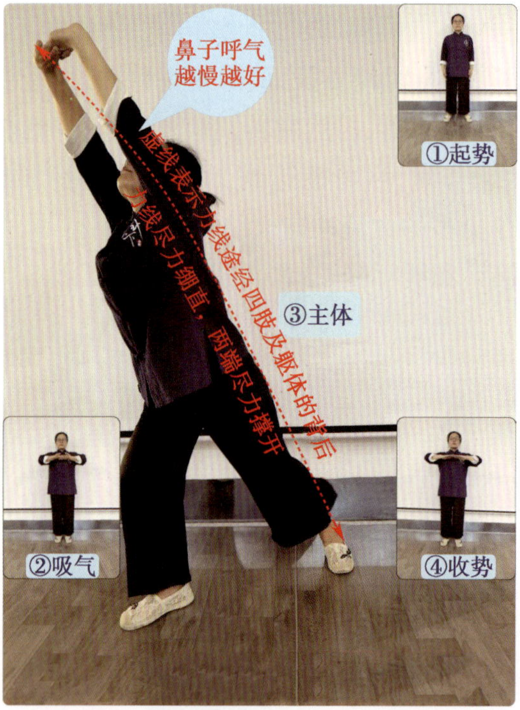
鼻子呼气
越慢越好
①起势
虚线表示力线途经四肢及躯体的背后
力线尽力绷直，两端尽力撑开
③主体
②吸气
④收势

附图 2　站立式气血操第二组：右前方

站立式气血操第三组：左后方

和第一组相似，只是双下肢平行，不再一前一后，身体最大幅度后仰，向左牵拉上肢、脊柱（附图 3），注意身体不要旋转。

站立式气血操第四组：右后方

流程基本和第三组一致，除了牵拉方向不同（附图 4）。

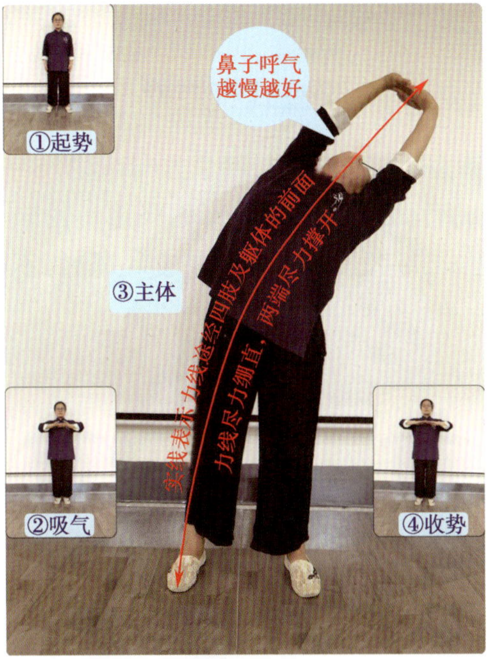

附图 3 站立式气血操第三组：左后方

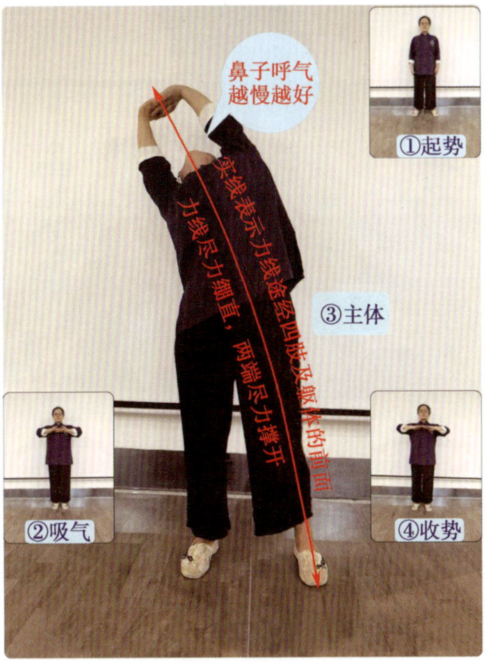

附图 4 站立式气血操第四组：右后方

下面介绍坐立式气血操：

坐立式气血操

坐立式气血操，一套也分四组，四个方向（附图 5—附图 8）。

一套四组完成后，要有微微出汗、如释重负的轻松感。气血操的每个动作要做到位。一次不要多做，完成一套后，不建议立即进行下一套。

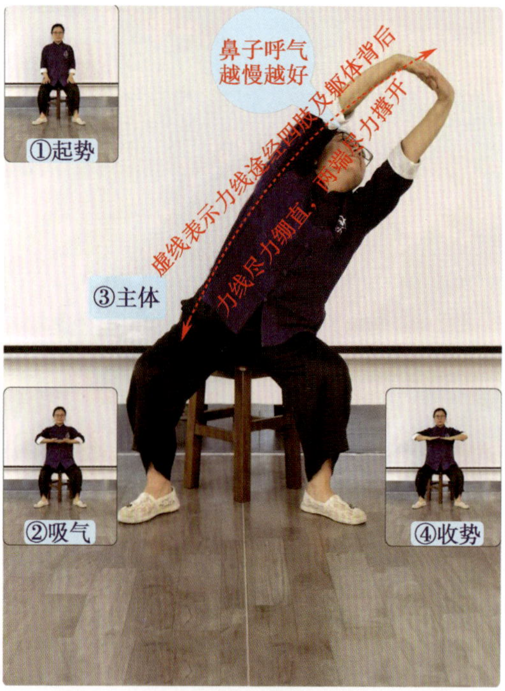
①起势
鼻子呼气
越慢越好
虚线表示力线途经四肢及躯体背后
力线尽力绷直，两端尽力撑开
③主体
②吸气
④收势

附图 5 坐立式气血操第一组：左前方

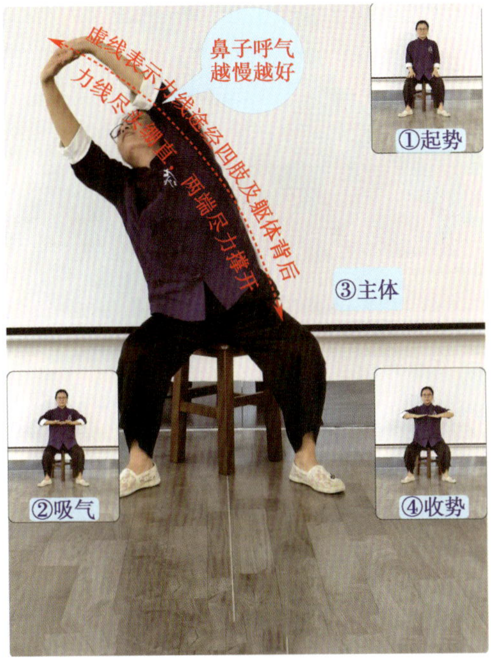

附图 6 坐立式气血操第二组：右前方

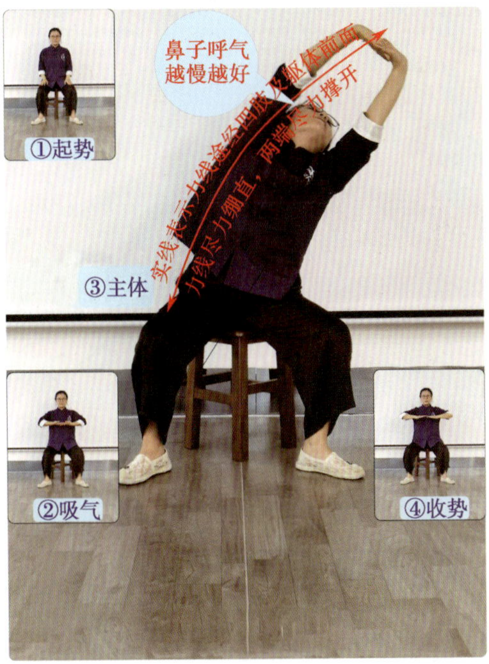

图 7 坐立式气血操第三组：左后方

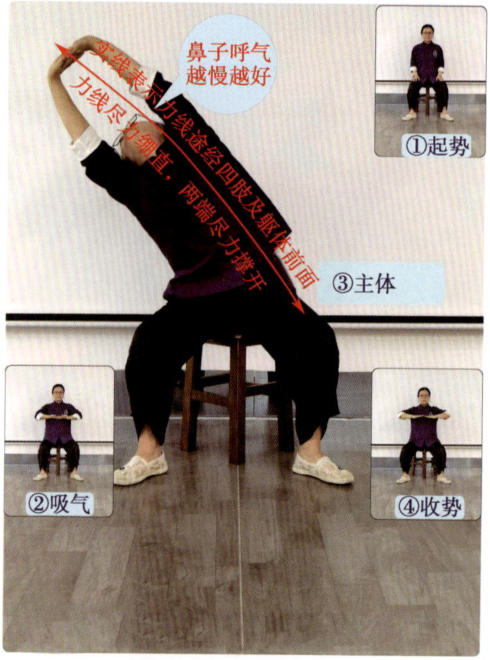

图8　坐立式气血操第四组：右后方

敬 启

尊敬的读者朋友：

人民卫生出版社中医双创编辑工作室（人卫杏华）致力于出版助力读者医道精进的原创图书，这里是学者的立言平台，是读者的精神家园，也是编辑挥汗如雨的地方。为旱作润，为饥作浆，为弱作助，为暗作光，是我们的出版使命，服务读者是我们义不容辞的责任，读者服务工作永远在路上。

为使本书出版后能发挥更大的价值，也为创造作者 - 编者 - 读者沟通交流的和谐环境，我们依托人民卫生出版社强大的网络服务能力，为本书读者设置了专属的交流区，从封底扫码进入专栏，我们可以共同开启新的学术之旅，其中：

读者可以分享作者讲座视频、作者答疑；

可以展开针对某个知识点的广泛讨论；

可以得到最新的勘误信息；

等等。

我们还可以结合读者更深层次的需要，开发新的栏目。

由是，读者在购买本书的同时，可以获得相应的增值服务。

附：中医双创编辑工作室征稿暨读者服务邮箱

fuwuduzhe5978@163.com